LES
EAUX URINAIRES

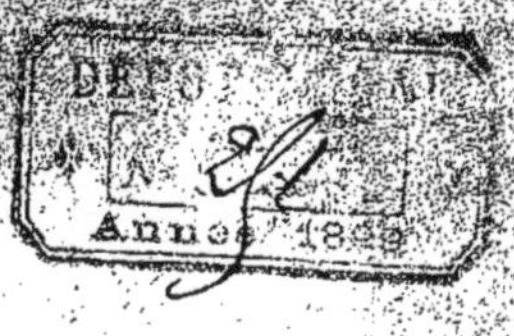

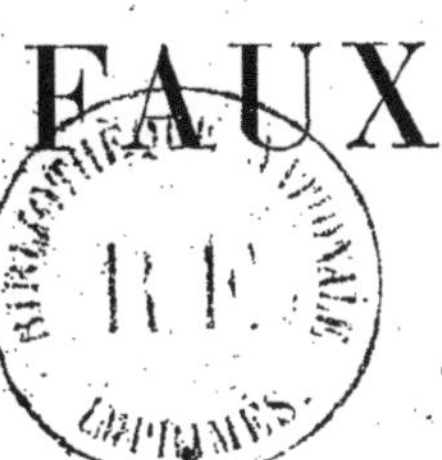

PAR

Le Dr Daniel ESTRABAUT

Ancien interne des hôpitaux de Paris
Membre correspondant de la Société anatomique
Médaille de bronze de l'Assistance publique

PARIS

G. STEINHEIL, ÉDITEUR

2. RUE CASIMIR-DELAVIGNE, 2

1899

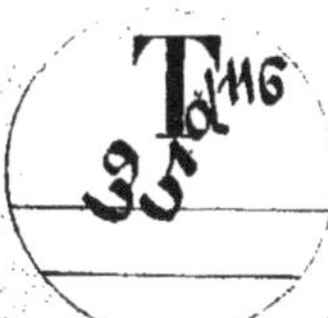

FAUX URINAIRES

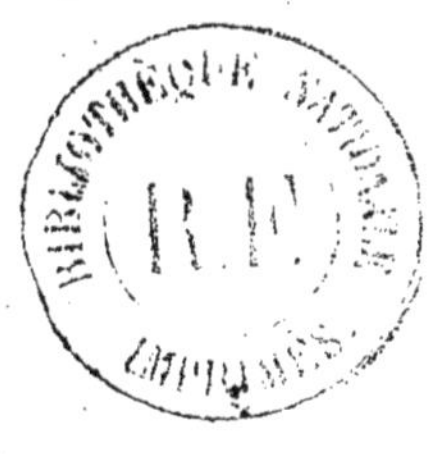

IMPRIMERIE LEMALE ET Cie, HAVRE

LES

FAUX URINAIRES

PAR

Le Dr Daniel ESTRABAUT

Ancien interne des hôpitaux de Paris
Membre correspondant de la Société anatomique
Médaille de bronze de l'Assistance publique

PARIS

G. STEINHEIL, ÉDITEUR

2, RUE CASIMIR-DELAVIGNE, 2

1899

LES

FAUX URINAIRES

AVANT-PROPOS

Pendant l'année que nous venons de passer dans le service de notre excellent maître le Dr Bazy, nous avons eu l'occasion d'examiner un très grand nombre de malades, à la polyclinique des voies urinaires, tant à l'hôpital Saint-Louis, qu'à l'hôpital Beaujon. Or nous avons été vivement impressionné par la quantité de malades de tout âge qui se présentaient, se croyant atteints d'une affection des voies urinaires alors qu'en réalité ils n'avaient que des troubles fonctionnels. Un certain nombre venaient pour se faire soigner de la blennorrhagie, parce qu'ils éprouvaient une « brûlure », une « cuisson » en urinant ou parce qu'ils avaient un « écoulement », alors que la brûlure des uns n'était due qu'à une acidité exagérée des urines et le pseudo-écoulement des autres à une sécrétion exagérée des glandes uréthrales. Nous avons vu un malade qui avait été soigné pendant six mois par des injections au permanganate de potasse pour cette hypersécrétion quasi-physiologique qui avait été prise pour une uréthrite blennorrhagique. D'autres, bien plus nombreux encore, venaient se disant atteints d'un rétrécissement du canal, soit qu'ils éprouvassent quelques difficultés à uriner, soit très souvent parce qu'un médecin consulté en ville leur avait déclaré qu'ils avaient un rétrécissement. Quelques-uns même, encore trop nombreux, avaient déjà été traités pour ces pseudo-rétrécissements, en particulier par l'électrolyse.

Très nombreux aussi les malades qui se croyaient d'eux-mêmes atteints de cystite ou qu'on envoyait avec ce diagnostic et qui n'avaient qu'une hyperphosphaturie des urines produisant le trouble des urines ; ou encore n'étaient autres que des névropathes, et des hypochondriaques atteints de pollakiurie psychopathique.

Nous avons vu également un certain nombre de sujets atteints d'incontinence d'urine névropathique, que nous avons pu améliorer, quelques-uns même guérir par l'application des rayons X sur l'influence desquels nous nous expliquerons.

C'est la grande proportion de ces « *faux urinaires* » qui nous a frappé et nous a donné l'idée de faire une étude d'ensemble de toutes les modalités sous lesquelles se présentent ces pseudo-affections des voies urinaires.

Nous pensons faire sinon œuvre nouvelle, du moins œuvre utile, en vulgarisant ces erreurs journalières de la clinique urinaire et éviter ainsi bien des tourments aux malades, souvent des traitements inutiles, quelquefois nuisibles.

Avant d'entrer en matière, et arrivé au terme de nos études, nous sommes heureux de pouvoir témoigner notre reconnaissance aux maîtres qui ont contribué à notre instruction médicale et qui nous ont rendu ces dix années passées dans les hôpitaux, à la fois si utiles et si agréables.

Qu'il nous soit permis de rendre hommage à la mémoire du regretté Dr *Hanot* qui nous inculqua les principes de l'auscultation.

C'est dans le service du Dr *Monod*, à l'hôpital Saint-Antoine, que nous apprîmes les premiers éléments de la chirurgie. Nous lui sommes reconnaissant des marques de sympathie qu'il nous témoigna en de pénibles circonstances.

Le Dr *Letulle* voulut bien nous accueillir comme externe. Nous conservons un bon souvenir de ce maître affable et le remercions de son enseignement.

L'année suivante, passée dans le service de M. le Professeur *Dieulafoy*, nous a laissé une profonde impression. On sait combien auprès de ce maître incomparable on prend le goût de la médecine et combien ses leçons cliniques sont universellement appréciées.

A la Clinique des maladies cutanées et syphilitiques de l'hôpital Saint-Louis nous pûmes bénéficier dés leçons si claires et si précises du Professeur *Fournier*.

Nommé interne provisoire à l'hôpital Lariboisière, nous pûmes grâce à la bienveillance de notre maître, le Dr *Gouguenheim*, nous initier aux maladies de la gorge, du larynx et du nez, et sous la direction du Dr *Gellé*, aux maladies de l'oreille ; nous leur en conservons une vive gratitude.

A la Salpêtrière, pendant les quinze mois que dura notre deuxième année d'internat provisoire, nous eûmes d'abord comme maître, M. le Professeur *Raymond*, des brillantes leçons duquel nous avons tiré le meilleur profit ; puis le Dr *Dejerine*. Ce maître, si aimé de ses élèves, restera pour nous un objet d'admiration et nous ne saurions trop lui exprimer notre reconnaissance. C'est à son école que nous avons appris les maladies du système nerveux.

Que M. le Dr *Delens* reçoive nos remerciements pour l'accueil qu'il nous fit dans son service ophtalmologique de Lariboisière.

M. le Dr *Maygrier* voulut bien nous ouvrir son service de la Maternité de Lariboisière. Il nous a permis de faire, sous sa direction, quelques interventions obstétricales, nous lui en conservons un grand gré.

Que M. le Dr *Reynier* veuille bien accepter nos plus sincères remerciements et l'assurance de notre profonde gratitude pour l'initiative qu'il nous a laissée, ce qui nous a permis de bénéficier amplement des ressources de son grand service de Lariboisière.

C'est auprès de notre maître, M. le Dr *Brocq*, que nous avons appris, dans ces causeries séduisantes de l'Annexe Pascal, la vraie dermatologie, celle qui repose sur la clinique et l'examen du malade. Nous garderons un précieux souvenir de ses savantes leçons.

Le D^r *d'Heilly* a bien voulu nous accepter quelques semaines dans son service des Enfants-Malades, nous lui en restons reconnaissant.

M. le Dr *Pozzi* nous fit l'insigne honneur de nous recevoir comme interne dans son beau service gynécologique de l'hôpital Broca ; nous n'oublierons jamais le temps, qui nous a paru si court, passé auprès de ce maître affectueux. Nous serons toujours fier d'avoir été son élève. Qu'il veuille accepter l'assurance de notre profond attachement.

Nous devons un témoignage tout particulier de reconnaissance à notre maître, le Dr *Bazy*, auprès duquel nous venons de terminer notre internat. Il nous a fait profiter dans une large mesure de sa grande expérience de la chirurgie des voies urinaires. Il nous a prodigué des marques de cordiale sympathie, nous a laissé une grande initiative dans son service. C'est grâce à lui que nous avons pu mener à bien notre travail, pour lequel il nous a communiqué de nombreuses observations. Nous ne saurions trop le remercier. Il restera pour nous un modèle de probité chirurgicale.

Que M. le Dr *Ricard*, dont nous avons pu apprécier l'habileté opératoire et le grand sens clinique pendant le peu de temps qu'il a été notre maître à l'hôpital Saint-Louis, reçoive également nos remerciements.

Nous n'oublions pas nos maîtres intérimaires des hôpitaux, MM. les Drs *Delpeuch*, *Rieffel*, *Legueu*.

Notre ami M. Wolff a eu la complaisance de mettre à notre disposition sa connaissance des langues étrangères, nous l'en remercions vivement.

M. le Professeur *Guyon* nous fait le grand honneur d'accepter la présidence de notre thèse ; nous savons le prix qu'il faut attacher à cette faveur et nous lui en exprimons toute notre reconnaissance.

.Dans une de ses cliniques (1) M. le Professeur Guyon s'exprimait ainsi : « Les chirurgiens sont maintes fois consultés par des malades n'offrant à un aucun degré une lésion appréciable de l'appareil urinaire et qui cependant se plaignent avec persistance de troubles de la miction. Dès le début de ma pratique, j'ai été frappé de ce contraste entre l'état fonctionnel et l'état anatomique. J'ai dû faire une classe à part de ces sujets qui viennent, presque toujours à tort, réclamer le secours de la chirurgie. N'ayant pas besoin d'elle, ils peuvent avoir à regretter d'y avoir été soumis. Aussi les ai-je désignés sous la dénomination de « faux urinaires ». C'est l'étude de ces malades que nous nous proposons d'envisager.

Geffrier, dans un excellent travail (2), a étudié les troubles de la miction dans les maladies du système nerveux (ataxie locomotrice, paraplégie, hémiplégie, sclérose en plaques), en y comprenant l'hystérie. Les troubles urinaires que l'on constate si fréquemment chez les ataxiques et sur lesquels Charcot, Fournier avaient insisté, y sont tout particulièrement étudiés. La classe si intéressante et si répandue des névropathes et des hypochondriaques, a été éliminée par cet auteur.

Il était réservé à un autre élève non moins remarquable de l'école de Necker, à M. Janet, d'étudier les troubles psychopathiques de la miction (3). La physiologie de la miction normale et surtout la physiologie pathologique ont été exposées par ces deux auteurs. Il n'y a donc pas lieu de revenir sur ce chapitre. Nous nous placerons avant tout sur le terrain clinique, d'autant que ces

(1) *Annales des maladies des organes génito-urinaires*, mars 1891.
(2) GEFFRIER. Thèse Paris, 1884.
(3) JANET. Thèse Paris, 1890.

faux urinaires constituant une véritable forme de la neurasthénie, la neurasthénie urinaire, nous paraissent intéresser à la fois le médecin et le chirurgien.

Tantôt on sera consulté par des malades qui, éprouvant des cuissons et des brûlures en urinant, croiront avoir la blennorrhagie, enclins qu'ils sont, de par leur prédisposition névropathique, à être craintifs et à s'émouvoir aisément, ou encore parce qu'ils ont un léger écoulement, dû à une hypersécrétion des glandes uréthrales, ou rendent des urines troubles à leur émission (urines phosphatiques).

D'autres fois ce sont des malades qui se croient atteints d'un rétrécissement. Mais la grande majorité des faux urinaires se présenteront avec des symptômes rappelant une affection vésicale : fréquence des mictions (pollakiurie névropathique), douleur à la miction (vessie irritable), urines troubles (phosphatiques). D'autres, plus rarement, accuseront des phénomènes simulant des affections rénales ou des coliques néphrétiques (néphralgies). Il est enfin des malades qui peuvent avoir ces différents symptômes sans altération de l'appareil urinaire et qui sont diabétiques, ce sont les *faux urinaires glycosuriques*, signalés par notre maître M. Bazy.

Division. — Nous adopterons dans notre étude des faux urinaires la division suivante :

I. — *Les faux urinaires uréthraux :*

 § 1. — Fausses uréthrites.
 § 2. — Faux rétrécissements.
 § 3. — Uréthralgies.

II. — *Les faux urinaires vésicaux :*

 A. — Fausses cystites.
  § 1. — Pollakiurie psychopathique.
  § 2. — Cystalgies.
 B. — Rétention d'urine psychopathique.
 C. — Incontinence d'urine-névrose.

III. — *Les faux urinaires urétéro-rénaux :*

    § 1. — Spasme de l'uretère.

    § 2. — Pseudo-pyonéphroses.

    § 3. — Néphralgies, névralgies rénales.

    § 4. — Pseudo-coliques néphrétiques et pseudo-calculs du rein.

IV. — *Les faux urinaires glycosuriques.*

CHAPITRE PREMIER

Les faux urinaires uréthraux.

§ 1. — Fausses uréthrites.

Cette étude se réduit en somme au diagnostic de l'uréthrite blennorrhagique aiguë et chronique. Pour ce qui est de la première, sa symptomatologie en est tellement nette que l'erreur n'est guère permise et qu'on aura vite rassuré ces malades qui se croiront atteints d'une chaudepisse parce qu'ils éprouvent une cuisson en urinant. Qu'on examine leur urine avec du papier de tournesol, on trouvera qu'elles sont hyperacides. Qu'on soumette ces sujets à un traitement alcalin, les urines revenant à l'état neutre ou alcalin, toute brûlure disparaîtra. Les urines très saturées d'urates, chez des sujets sains, après du surmenage, donneront naissance à cette petite incommodité qui suffira, pour peu que le sujet soit nerveux, à l'effrayer et à le décider à consulter un médecin.

Cette hyperacidité des urines se produira surtout chez les goutteux avérés ou latents.

M. Bazy (1) citait tout dernièrement l'exemple d'un de ses malades, lieutenant de vaisseau, qui souffrait beaucoup de la vessie, avait des mictions fréquentes et pénibles, dont les urines étaient normales comme limpidité, mais très acides, au point de laisser déposer souvent de l'acide urique. Ce malade fut débarrassé de ces douleurs par un traitement alcalin. Notre maître ajoute que ce malade avait un varicocèle. «Or, nous savons, dit-il, combien il est

(1) *Annales des maladies des organes génito-urinaires,* mars 1899.

fréquent de voir les sujets atteints de varicocèle, présenter des troubles urinaires liés probablement à une dilatation des veines prostato-vésicales. » En le recherchant méthodiquement, on retrouve en effet très souvent le varicocèle chez les faux urinaires, point sur lequel a insisté du reste, il y a longtemps déjà, M. Guyon.

Pour reconnaître ces fausses uréthrites, qu'il s'agisse de brûlure due à l'acidité exagérée des urines, ou d'une sécrétion exagérée des glandes uréthrales, ou encore aux urines trop chargées en sels, il faut, bien entendu, éliminer d'abord la vraie uréthrite à gonocoque. « Le diagnostic de la blennorrhagie est en général d'une extrême simplicité. Cependant le médecin peut être exposé à commettre un certain nombre d'erreurs qu'il doit savoir éviter aussi bien dans l'intérêt de ses malades que par simple question d'amour-propre. Y a-t-il écoulement ? Cette première question n'est pas aussi hors de propos qu'on pourrait le croire au premier abord. Il y a des hommes, et un grand nombre, aussi bien parmi ceux qui ont déjà payé un plus ou moins large tribut à la blennorrhagie, que parmi ceux qui ne l'ont pas encore eue qui, après un coït suspect, se demandent avec anxiété s'il n'ont rien contracté. Leur attention a pu être mise en éveil par des sensations inusitées, et ils pensent avec quelque apparence de raison que tout à fait au début il serait possible de juguler la maladie » (1). Nous n'insisterons pas sur les moyens de recueillir les sécrétions de l'urèthre, qu'il suffira en général de presser de l'anus vers le méat pour faire sourdre la goutte purulente révélatrice. Certains sujets, comme nous l'avons déjà dit, peuvent avoir facilement une sécrétion glandulaire exagérée mais normale. Elle a pour caractères d'être incolore, s'étirant en filaments longs et minces et plus ou moins semblable à de la glycérine.

Cette sécrétion est surtout provoquée par des excitations génésiques. « Elle se produit avec une extrême facilité chez les hommes qui se complaisent dans les pensées, les labeurs ou conversations érotiques, qui prolongent volontiers les attouchements sans arriver

(1) GUIARD. *La blennorrhagie chez l'homme.* Paris, 1894.

au coït, qui abusent, en un mot, des excitations vénériennes, d'où le nom d'*urethrorrhœa ex libidine* sous lequel Fürbringer la désigne » (Guiard).

Ce n'est en somme qu'un écoulement physiologique. Chez certains sujets, c'est après une blennorrhagie qu'il frappe l'attention, au point de faire croire qu'il en est un reliquat bien que la guérison soit en réalité complète. Il semble seulement, comme le dit Guiard, que la maladie ait laissé après elle une impressionnabilité soit glandulaire, soit nerveuse qui n'existait pas auparavant.

C'est d'ailleurs chez des sujets très nerveux, très impressionnables et enclins à l'hypochondrie qu'on observe ce suintement muqueux. On se bornera à rassurer les malades en leur affirmant qu'il ne s'agit pas d'autre chose que d'un produit normal dont la sécrétion est momentanément exagérée.

Le diagnostic des fausses uréthrites avec la vraie uréthrite chronique sera également très important. Il reposera sur la valeur des filaments et flocons dans l'urine.

Laissons encore parler M. Guiard. « Je ne saurais trop mettre en garde contre l'erreur si fréquemment commise qui consiste à considérer comme pathologiques des flocons ou des filaments très fins très légers, d'une transparence remarquable, qui restent longtemps en suspension, dans lesquels le microscope ne décèle que des cellules épithéliales et pas de gonocoque. On conçoit donc que toute espèce de traitement institué dans ces conditions ne puisse être que préjudiciable au patient. Son état uréthral, qui n'a plus rien de pathologique, ne saurait être amélioré par une action locale toujours plus ou moins irritante, et son esprit très porté d'avance à se tourmenter, tourne à l'hypochondrie en voyant persister des vestiges en réalité négligeables mais dont il mesure l'importance aux traitements qui lui sont conseillés. »

Somme toute, ce sont des malades qui ont été vraiment urinaires à un moment donné, et qui, du fait de leur fonds névropathique, deviennent des faux urinaires.

Il importera dans la pratique de saisir ce passage, cette transformation d'un état pathologique antérieur de l'urèthre en un état quasi-physiologique et normal.

Il est une autre cause d'erreur, celle-là beaucoup plus grossière, mais à laquelle il suffira de penser pour l'éviter, c'est celle qui consiste à prendre pour un signe d'uréthrite le trouble uniforme du premier jet qui est dû à la présence d'une proportion exagérée de phosphates dans une urine trop faiblement acide. On pourra se demander au premier abord, s'il ne s'agit pas d'une urine fortement chargée de pus. Comme nous le verrons au chapitre des fausses cystites, c'est bien plus souvent avec la cystite qu'est confondu cet état pseudo-purulent des urines, qui n'est dû qu'à des phosphates.

Disons de suite qu'il suffira de recueillir le reste de la miction dans un ou deux autres verres, et de constater que les dernières gouttes ou celles du milieu ne sont pas moins troubles que les premières.

Ce caractère s'il était dû à la présence du pus, ne pourrait être en rapport qu'avec une cystite ou une pyélonéphrite qui seraient caractérisées par d'autres symptômes.

Par le repos, les urines abandonnent un sédiment qui, à l'examen microscopique, se compose de masses amorphes, finement granuleuses (phosphate de chaux) et de cristaux cunéiformes (carbonate de chaux).

Du reste, pour dissiper en un clin-d'œil toute espèce de doute, quelques gouttes d'acide acétique, versées dans le verre renfermant de l'urine, feront disparaître le trouble avec ou sans production de gaz, suivant qu'il y a plus ou moins de carbonates.

Cette phosphaturie dont nous avons constaté plusieurs exemples qu'on retrouvera aux observations, peut inquiéter le sujet impressionnable et le rendre un *faux urinaire*.

Elle s'observe assez fréquemment soit chez les malades qui se sont abstenus pendant longtemps de mets acides, épicés et salés, soit chez ceux qui se soumettant à une hygiène très sévère, font grand usage d'eaux minérales alcalines, soit enfin chez ceux dont le système nerveux a subi une atteinte plus ou moins profonde.

Bouveret (1) fait remarquer que la phosphaturie est commune chez les neurasthéniques. Elle avait été déjà indiquée par Bouchut dans le « nervosisme chronique ». Il cite l'observation d'un jeune homme dont l'urine fut souvent examinée par Ch. Robin et Bouchardat qui trouvèrent un excès de phosphates au moment des paroxysmes de la névrose. Beard fait constater aussi que l'urine des neurasthéniques, presque toujours acide, contient fréquemment un excès d'urates et d'acide urique.

En résumé donc les fausses uréthrites seront le plus souvent facilement reconnues. C'est pourquoi nous n'insisterons pas davantage sur cette variété de faux urinaires.

§ 2. — Faux rétrécissements.

Très fréquents sont les malades qui se présentent au chirurgien pour, disent-ils, un rétrécissement de l'urèthre. Ils ont, en effet, de la difficulté à uriner, un jet filiforme. Quelquefois, à la suite d'émotions ou d'excès, ils sont pris de rétention d'urine ou ont été sondés par un médecin qui n'a pas pu passer. Que ces malades aient eu des blennorrhagies antérieures, et on sera tout disposé à admettre l'existence d'un rétrécissement. L'examen approfondi du canal de l'urèthre démontrera, plus souvent encore qu'on ne le pense, l'existence d'un spasme uréthral.

Nous allons donc passer en revue les caractères de ce spasme et montrer comment on le différenciera du rétrécissement organique.

Définition. — « Le spasme uréthral a pour siège les fibres musculaires qui entourent la portion membraneuse. C'est un obstacle intermittent et passager toujours plus considérable au moment où l'envie de pisser est plus grande (2). » Nous n'aurons, bien entendu, en vue que le spasme essentiel idiopathique, non accompagné de

(1) BOUVERET. *La neurasthénie*, 1891.
(2) GUYON. *Cliniques*, 1885, p. 834.

E.   2

lésions organiques de l'urèthre. C'est dans ce sens que le spasme
uréthral rentre dans notre catégorie des faux urinaires uréthraux.
C'est qu'en effet le spasme de la région membraneuse peut se surajouter, comme dans tous les canaux, à un rétrécissement organique plus ou moins serré. Nous reviendrons, du reste, plus loin
sur ce spasme uréthral symptomatique, au chapitre du diagnostic.

Étiologie. — Les malades qui présenteront du spasme uréthral,
les spasmophiles, seront naturellement des gens prédisposés, de
par leur hérédité nerveuse et de par leur terrain névropathique.
Comme nous le verrons plus tard, ils auront en même temps très
souvent de la pollakiurie diurne ou d'autres manifestations de la
neurasthénie urinaire. D'après Féré(1), « le spasme de l'urèthre chez
l'homme peut être considéré comme une manifestation 'd'un état
névropathique, comme une sorte d'*hystérie locale*.» Ce spasme, qui
est très souvent isolé et confondu avec un rétrécissement, pourra
avoir été provoqué par des émotions, des excès, un léger traumatisme sur la région périnéale ou un traumatisme uréthral (injections)
préparé par une blennorrhagie antérieure. C'est lui certainement
qui était en cause dans ces rétentions d'urine survenues brusquement, signalées par les anciens auteurs.

Chopart (2), qui attribuait ces rétentions d'urine survenant brusquement, à la paralysie de la vessie, insistait, comme cause de celle-
ci, sur les excès de masturbation et de coït. De même Civiale (3)
donne comme causes du « resserrement spasmodique idiopathique
de l'urèthre » :

1° Le coït qui, lorsqu'il est trop répété, peut donner lieu à de la
rétention d'urine. Il cite deux faits très nets où, à la suite de coïts
répétés, des sujets adultes (30 à 36 ans) furent pris subitement de
rétention d'urine ;

(1) Féré. Des troubles urinaires dans les maladies du système nerveux. *Archives
de neurologie*, 1884.

(2) Chopart. *Traité des maladies des voies urinaires*, 1791.

(3) Civiale. *Traité pratique sur les maladies des organes génito-urinaires*.
Paris, 1858.

2° Une vive émotion morale, la frayeur, l'impression subite du .roid peuvent produire instantanément la difficulté d'uriner et même la rétention d'urine;

3° Le simple cathétérisme explorateur, l'introduction d'une bougie même très fine peuvent donner lieu à des retentions d'urine Jozan de Saint-André (1) rapporte l'observation d'un rétrécissement spasmodique chez un sujet de 38 ans, accompagné d'irritabilité excessive du canal de l'urèthre, survenu après des rapports sexuels et qui fut guéri par un traitement médical.

Pathogénie. — Le spasme de la portion membraneuse n'est pas continu, il se produit au moment où nous portons notre attention sur le sphincter uréthral et où nous cherchons à l'utiliser. Axenfeld (2) dans son étude des spasmes fonctionnels avait déjà observé que les spasmes se déclarent au moment où nous voulons utiliser les muscles atteints et qu'ils cessent pendant le repos. Le spasme uréthral, d'après Janet (3), se produit dans trois conditions :

1° Quand la vessie commence à se remplir d'urine et que le sphincter uréthral doit intervenir pour empêcher l'issue spontanée de celle-ci. C'est ce genre de spasme qui produit la douleur périnéale sourde et continue qu'éprouvent les malades atteints de cette affection, quand leur vessie est pleine;

2° Il se produit également au moment où le malade veut uriner, parce qu'alors celui-ci dirige son attention sur son sphincter uréthral et en détermine aussitôt la contracture par un phénomène analogue à celui qui se passe dans la crampe des écrivains. C'est cet accident qui cause les difficultés considérables qu'éprouvent les malades pour entamer la miction, quelquefois même pour l'achever.

(1) Jozan de Saint-André. *Traité pratique des voies urinaires.* Paris, 1851, p. 278.
(2) Axenfeld. *Traité des névroses,* p. 485.
(3) Janet. *Loc. citato.*

3° Enfin, il se produit au moment où l'on tente d'introduire une sonde dans le canal. La crainte de la douleur, l'appréhension de l'entrée de la sonde dans la vessie font contracter énergiquement la portion membraneuse, au point de porter obstacle au cathétérisme par les instruments mous ou semi-rigides.

Thompson (1) ne voit dans le spasme uréthral « qu'un prétexte commode pour excuser l'insuccès du manuel opératoire, qu'un véritable refuge pour l'incapacité ». Il pense que le spasme n'existe pas, ou du moins qu'il n'apparaît que très rarement, en tout cas qu'il ne suffit jamais pour empêcher le passage d'une sonde. « Le spasme, dit-il, peut, à la rigueur empêcher l'urine de sortir, je ne sache pas qu'il ait jamais empêché un instrument d'entrer. La faute est à la main, non au spasme. »

Comme à M. Janet, le spasme uréthral nous paraît très fréquent. Dans la clientèle hospitalière nous avons eu l'occasion de l'observer bien des fois, même chez des sujets qui ne paraissaient pas autrement nerveux.

Selon les préceptes de M. Guyon, nous nous sommes servi de l'explorateur à boule, qui a l'avantage de donner une sensation spéciale de résistance quand il s'agit de spasme.

La pathogénie du spasme de l'urèthre se déduit de la corrélation qui existe entre les phénomènes psychiques et les contractions vésicales. Les remarquables expériences de Mosso et Pellacani (2) nous ont appris que toute excitation sensorielle, toute émotion, tout phénomène intellectuel déterminent une contraction de la vessie. Pour éviter l'issue involontaire de l'urine, nous prenons inconsciemment l'habitude de contracter notre sphincter uréthral, dès qu'une excitation sensorielle ou psychique vient à nous surprendre. C'est cette contraction, irrésistible tellement elle est habituelle, du sphincter uréthral qui interrompt brusquement la miction quand on est surpris par un bruit ou un attouchement

---

(1) Thompson. *Traité des voies urinaires*, 1889. Trad. Jamin, p. 48.

(2) Mosso et Pellacani. Sur les fonctions de la vessie. *Arch. ital. de Biologie*, 1882, t. I.

pendant que l'on urine. Les psychopathes tiennent perpétuellement leur vessie en éveil par leurs préoccupations anxieuses ; il en résulte que perpétuellement aussi leur muscle uréthral est forcé de se contracter. Ces contractions fréquentes finissent par mettre ce muscle dans un état d'irritabilité tout spécial avec tendance marquée au spasme, dès que les malades cherchent à l'utiliser. C'est le même phénomène qui se produit dans les crampes professionnelles. Nous pouvons donc conclure, avec Janet, que tout travail intellectuel, et, à plus forte raison, toute préoccupation vésicale s'accompagne chez nous de deux phénomènes simultanés : la contraction vésicale comme l'ont prouvé Mosso et Pellacani et la contraction du sphincter uréthral pour lutter contre la première. C'est ce qui fait que la plupart des psychopathes urinaires sont atteints simultanément de pollakiurie et de spasme.

Symptomatologie. — Les symptômes auxquels donne lieu le spasme uréthral sont très divers. Il est, en effet, la cause première d'un grand nombre d'accidents dont se plaignent, comme nous le verrons, les névropathes urinaires. Il intervient évidemment dans les rétentions momentanées dues au « *bégaiement urinaire* » de Paget. C'est lui qui cause les modifications du jet de l'urine qui inquiètent tant les malades et léur font croire à l'existence d'un rétrécissement. C'est lui encore qui produit cette sensation de crampe périnéale si pénible dont se plaignent les malades. C'est lui qui trompe certains médecins au point de leur faire proposer la dilatation et même l'uréthrotomie interne aux infortunés malades qui les consultent. Voyons donc comment se comporte la miction dans le spasme uréthral, puisque c'est à des troubles mictionnels, que se réduit le plus souvent la symptomatologie du spasme uréthral.

Les malades vous diront qu'ils ont du mal à uriner ou, tout au moins, à entamer la miction. Ils sont obligés de faire effort, de contracter leur paroi abdominale pour émettre les premières gouttes d'urine. Si bien qu'il leur faut quelquefois attendre plusieurs minutes avant de voir apparaître l'urine. Ils ont cela de commun avec les prostatiques, et, en effet, l'obstacle ne siège-t-il pas non loin l'un de l'autre?

Chopart (1) avait déjà bien décrit ces signes du spasme uréthral qu'il attribuait, il est vrai, à la paralysie de la vessie. Il cite l'exemple d'un jeune homme de 22 ans qui se plaignait de la difficulté de rendre toutes ses urines. Il n'avait pas d'antécédents blennorrhagiques ; il n'avait jamais eu de rapports avec une femme. Lorsqu'il sentait le besoin d'uriner, il expulsait ses urines avec assez de force et à plein jet, puis elles sortaient lentement et goutte à goutte. En redoublant d'efforts elles dardaient, bientôt après elles s'arrêtaient. Il éprouvait dans le fond du bassin, vers le périnée, une pesanteur avec envies d'uriner ; la sonde passa facilement, mais donna issue à plus d'urine qu'il ne venait d'en rendre.

Cette difficulté du début de la miction tient à la portion membraneuse qui reste contractée au lieu de se relâcher comme elle devrait le faire. Tous les efforts que fait le malade pour vaincre cette résistance ne font que l'accroître. Notre seul mode d'action, sur un de nos muscles, n'est-il pas de le faire contracter ? C'est pourquoi les malades ne font qu'exaspérer le spasme de leur sphincter uréthral par la préoccupation qu'ils ont d'intervenir activement dans leurs mictions. Il leur faudrait bien plutôt oublier leur sphincter pour un moment, cesser d'agir sur lui, pour obtenir son relâchement. Finalement, après bien des efforts, la portion membraneuse se laisse franchir, mais pour ne laisser passer tout d'abord l'urine que sous un très petit volume, quelques gouttes, un mince filet tout au plus. Ce premier résultat tranquillise le malade ; il s'abandonne plus complètement, laisse s'achever la miction commencée ; le jet devient de plus en plus puissant, presque normal. Mais la moindre excitation, l'arrivée d'un étranger par exemple, derrière le patient, suffiront pour produire aussitôt la contraction du muscle uréthral et l'interruption brusque du jet.

(1) CHOPART. *Loco citato.*

Ce dernier accident est fréquent chez les spasmophiles. Aussi se contentent-ils parfois du résultat obtenu sans achever leur miction interrompue.

La fin de la miction chez ceux qui l'accomplissent en entier ressemble beaucoup à son début. Le jet devient de plus en plus fin, puis l'urine s'écoule goutte à goutte. Le coup de piston manque, rien n'indique la fin de la miction. Les gouttes d'urine qui continuent à s'écouler du méat désespèrent le malade. Quelque soin qu'il mette à secouer sa verge après la miction, il est condamné à mouiller son pantalon en sortant de l'urinoir, car ces dernières gouttes ne cessent de couler qu'au bout d'un temps relativement assez long. Janet attribue cette issue prolongée des gouttes d'urine après la miction à l'absence de ce qu'il appelle le coup de piston chez les spasmophiles.

Chez l'homme sain, il existerait deux sortes de coups de piston: le premier, le coup de piston vésical ou plutôt abdominal, est produit par une poussée volontaire que l'on peut intercaler à tout moment de la miction. Le deuxième est constitué par un brusque jet d'urine lancé spasmodiquement à la fin de la miction. C'est le vrai coup de piston qui ne peut être assurément produit que par les muscles striés péri-uréthraux.

Chez les psychopathes urinaires atteints de spasme, les muscles périnéaux sont contractés pendant toute la durée de la miction. Le malade, croyant faire des efforts utiles, contracte tout ce qu'il a de muscles dans le voisinage de sa vessie et de son urèthre. Il en résulte qu'à la fin de la miction ces muscles périnéaux ont épuisé leur action. Ils ont plutôt gêné la miction pendant qu'elle s'accomplissait, si bien qu'une fois celle-ci terminée ils ne peuvent plus se contracter pour produire le dernier coup de piston. C'est ce qui fait que l'urine accumulée dans l'urèthre postérieur sort du méat goutte à goutte par filtration lente à travers la portion membraneuse, poussée qu'elle est par la contraction persistante des muscles périnéaux. A ces gouttes se joignent celles que les parois de l'urèthre antérieur ont retenues, et qui n'ont pas été balayées par le coup de piston normal.

Ultzmann (1), qui a noté avec une grande précision ce symptôme l'attribue au spasme des fibres musculaires propres de l'urèthre qui transforme ce canal en un tube à parois rigides. « Quand ces fibres se distendent, dit-il, l'urine sort goutte à goutte. » Cette hypothèse, vu le peu de richesse de ces fibres musculaires, est peu acceptable. Janet cite à l'appui de sa théorie, l'observation d'un malade âgé de 24 ans qui, depuis une chaudepisse, a de la pollakiurie diurne. La miction facile, une fois terminée, est suivie d'une série de gouttes qui l'obligent à attendre assez longtemps. Mais ce qu'il y a de plus particulier chez ce malade, c'est que quand il urine en allant à la selle, il ne peut le faire qu'incomplètement. Il ne vide sa vessie qu'à moitié et aussitôt levé, il termine. La miction chez lui a lieu en deux actes : 1° urèthre et vessie normaux, 2° spasme de la région membraneuse.

Un phénomène de même ordre consiste dans le retard du coup de piston normal. Janet relate l'observation d'un malade qui, après avoir complètement terminé d'uriner, se rasseoit et continue son travail et qui, quelques minutes après, sent un petit jet d'urine s'échapper et mouiller son pantalon. On en retrouvera des exemples aux observations 16 et 17. Ce même malade présentait également les troubles de la miction pendant la défécation et était un exemple de l'influence de la blennorrhagie sur le début des troubles psychopathiques.

Chez les psychopathes spasmophiles, il est fréquent, dit Janet qui l'a observé le premier, de voir la miction se faire en deux actes : le 1er en même temps que la défécation ; le 2e dès que le malade s'est relevé. Si bien que beaucoup de ces sujets, très étonnés dès qu'ils sont debout d'éprouver une violente envie d'uriner, se figurent qu'ils ont oublié d'uriner en allant à la garderobe. Quelques-uns cherchent à lutter contre ce besoin, qui leur semble illusoire, persuadés qu'ils sont d'avoir vidé leur vessie un instant auparavant. Ils croient avoir affaire à une fausse envie,

(1) ULTZMANN. *Névroses des organes génito-urinaires de l'homme*; trad. PICARD, 1883.

mais il sont bientôt forcés de se précipiter pour terminer leur miction.

Ce phénomène serait dû au spasme de la région membraneuse qui interrompt l'issue de l'urine dès que la vessie est débarrassée de la moitié de son contenu. Il donne encore à l'appui l'observation d'un malade de 28 ans, qui a une grande difficulté à vider sa vessie quand il va à la selle. Ce symptôme nous a paru intéressant à signaler.

Voici comment Civiale (1) a décrit la symptomatologie du spasme uréthral : « Un menuisier âgé de 30 ans éprouva, à la suite de travaux pénibles, un dérangement dans l'excrétion de l'urine, auquel il ne fit pas attention d'abord ; mais bientôt aux sensations premières se joignit l'*impossibilité d'uriner* lorsque le malade remarquait qu'il *pouvait être aperçu par quelqu'un.* Inquiet sur sa position, conservant des craintes vives après un traitement négatif, il se représenta son état beaucoup plus grave qu'il ne l'était réellement et s'adressa à moi. La santé générale était bonne; toutes les fonctions régulières, excepté celles de la vessie. Il n'y avait pas de rétrécissement organique, le malade n'avait jamais eu de rapports avec aucune femme. Tous les symptômes caractérisés se réduisaient à une impossibilité subite d'uriner par moment et surtout chaque fois que le sujet se trouvait à portée d'être vu. Il y avait donc chez lui une affection nerveuse qui le rendait très malheureux et qui le forçait à vivre dans un isolement presque complet. En étudiant les phénomènes d'après l'ordre de leur apparition et procédant par voie d'exclusion, je reconnus qu'il existait une névralgie accompagnée de *contractions spasmodiques de l'urèthre et du col* vésical. Tout ce que je pus lui dire pour calmer ses inquiétudes fut inutile : il était tellement convaincu de son incurabilité qu'il eut de la peine à se décider à suivre le traitement ordinaire des spasmes et névralgies. Il consentit cependant à l'essayer, uniquement, disait-il, pour ne pas me désobliger. 12 introductions de la bougie molle dans l'urèthre, des lavements,

---

(1) CIVIALE. *Traité des maladies des organes génito-urinaires*, II, p. 48, 1858.

bains et boissons émollientes suffirent pour faire cesser les difficultés d'uriner et rétablir sa santé. Au quinzième jour du traitement, mon homme vint en toute hâte m'annoncer qu'il était guéri parce qu'il avait pu uriner dans le jardin des Tuileries un jour où il y avait beaucoup de monde et il était tellement satisfait de ce résultat qu'il descendait dans la rue, pour avoir, ce sont ses expressions, le plaisir d'uriner en public, ce qu'il n'avait pu faire depuis nombre d'années. »

Marche. Durée. Terminaison. — Le spasme uréthral n'a pas une marche régulière, puisque par définition il est intermittent. Il peut disparaître aussi spontanément qu'il survient.

Comme nous l'avons déjà vu, il peut s'accompagner de rétention d'urine bien rarement complète. Néanmoins, Janet donne plusieurs observations où le fait s'est présenté très nettement et que nous résumons :

Spasme de la portion membraneuse au cours de rechutes légères de blennorrhagie chez un psychopathe de 24 ans : six poussées de chaudepisse, une première normale, une deuxième accompagnée d'accès de rétention à spasme uréthral. Trois jours après la cessation de l'écoulement, il est repris d'accès passagers de rétention. A l'examen on constata un spasme considérable de la portion membraneuse. Guérison avec des instillations de cocaïne au 1/20.

Dans deux autres observations la rétention complète est survenue brusquement sans cause occasionnelle.

Homme, 45 ans ; sans antécédents urinaires, qui, après quelques jours de sensations de picotements continuels dans la verge et d'envies fréquentes d'uriner, est pris brusquement, le soir, de rétention complète qui l'oblige à se faire sonder. A l'examen l'urèthre est libre, mais spasme de la portion membraneuse. Prostate normale. Pas d'ataxie. Guérison par les instillations de cocaïne.

Homme 54 ans, sans chaudepisse antérieure, éprouve depuis deux an des difficultés à pisser, avec un jet filiforme ; huit jours auparavant il est pris brusquement de rétention complète : il urine goutte à goutte pendant trois jours et trois nuits, se fait ensuite sonder. Examen local négatif, spasme de la région membraneuse. Pas d'ataxie ; guéri par la cocaïne.

Le spasme uréthral est enfin très souvent associé aux autres manifestations de la neurasthénie urinaire et en particulier à la pollakiurie diurne.

Diagnostic. — Le diagnostic se fera par l'exploration directe. Comme le dit M. Bazy (1), « c'est chez les sujets à antécédents blennorrhagiques que l'erreur est le plus souvent commise, quand on rencontre un obstacle qui, après des tâtonnements, ne se laisse franchir que par de petites bougies ou ne se laisse même pas franchir du tout. Le malade examiné, par exemple, a eu des blennorrhagies ; il a de petits suintements ; parfois, il urine plus souvent que de coutume, il souffre de temps en temps, etc., etc., il n'en faut pas davantage pour affirmer le rétrécissement. On commence alors la dilatation, qui se pratique plus ou moins facilement ; on fait même l'uréthrotomie interne de bonne foi, sans compter d'autres opérations de mauvaise foi ». On conçoit, par conséquent, combien il importe de ne pas prendre tout obstacle au passage d'un cathéter, sonde ou bougie filiforme, pour un rétrécissement organique.

Si nous faisons rentrer le rétrécissement spasmodique de l'urèthre dans les faux rétrécissements, c'est que les malades, se présentent avec des symptômes d'une lésion organique qu'ils n'ont pas. Du [moins, nous avons en vue cette catégorie de gens nerveux impressionnables qui n'ont que du spasme uréthral. Car assez souvent, il est vrai, celui-ci vient se surajouter à un rétrécissement moyen ou large.

Du reste, comme l'a fait observer M. Guyon, les faux urinaires succèdent souvent a de vrais urinaires. C'est le terrain nevropathique qui donnera, avant tout, son appoint aux lésions organiques.

Nous avons vu beaucoup de malades, suivant les hasards de la clinique, se présenter avec des symptômes de rétrécissement de l'urèthre ; quelques-uns avaient été déjà soignés en ville pour un

(1) BAZY. *Maladies des voies urinaires*, collection Léauté, p. 49.

rétrécissement, plusieurs par l'électrolyse, et qui n'avaient que du spasme plus ou moins acccentué de la portion membraneuse.

Nous avons toujours pu faire le diagnostic entre le spasme et le rétrécissement, grâce au signe que M. Bazy nous a appris à rechercher, qu'il a maintes fois indiqué. Nous ne saurions mieux faire que de citer le passage où notre maître traite du diagnostic entre le rétrécissement et le spasme : « Ce diagnostic a été souvent une cause d'erreur même de la part des praticiens les plus expérimentés. C'est de ces erreurs que ces soi-disant rétrécissements capricieux sont nés, acceptant un jour des bougies volumineuses, le lendemain ne laissant passer aucun instrument et que l'on opère pour triompher de leurs caprices. On pourrait dire, dans ces cas, que c'est le chirurgien, ou tout au moins le malade qui est capricieux. En effet, le spasme (car il y a spasme et non rétrécissement) dépend du degré d'impressionnabilité de l'urèthre et de la façon dont il est impressionné. Une main douce, habile, passera facilement un cathéter là où une main malhabile, brutale n'aura que des échecs. Nous n'avons pas l'intention, en disant ceci, de nier les variations que peut subir un rétrécissement sous des influences diverses, mais ces variations se maintiennent dans des limites étroites et ne comportent pas la possibilité de passer, par exemple, une bougie n° 15 ou 16 alors que, quelques jours auparavant, on ne pouvait passer que le n° 9 ou 10. »

Le moyen de diagnostic repose donc essentiellement sur l'examen direct. Une blennorrhagie ou un traumatisme antérieur n'entraînent pas nécessairement un rétrécissement. On introduira donc, après lavage de l'urèthre antérieur, un explorateur à boule olivaire n° 20. Nous supposerons qu'il est arrêté dans la région périnéale. S'il est arrêté dans l'urèthre pénien, il n'y a pas de doute qu'il ne s'agisse d'un rétrécissement.

La boule de l'explorateur est donc arrêtée dans l'urèthre au niveau de la région membraneuse. Pendant qu'une main fait cheminer la boule de l'explorateur à travers l'urèthre pré-membraneux, l'autre main palpe à travers le périnée l'urèthre. Sent-on avec la main, appliquée sur le périnée, la boule nettement arrêtée, c'est qu'il s'agit d'un rétrécissement, c'est-à-dire que l'explorateur n'a pas atteint la portion membraneuse. Si, au contraire, l'explorateur est arrêté et que la main périnéale ne sente pas la boule, c'est qu'on a affaire à du spasme : dans ce cas on aura la contre-épreuve en pratiquant le toucher rectal.

Si après avoir exploré le périnée au devant de l'extrémité inférieure de l'ogive pubienne on ne découvre pas la boule de l'explorateur, si au contraire, on la sent par le toucher rectal, c'est qu'elle est arrêtée au niveau du sphincter membraneux, c'est donc qu'il y a spasme.

Inversement, si l'on peut sentir la boule de l'explorateur par le périnée et que le toucher rectal ne la perçoive pas, c'est quelle est arrêtée par le rétrécissement.

« Le rétrécissement est toujours situé en avant de la portion membraneuse et présente en moyenne une longueur de un centimètre ; il en résulte que plus il sera long et serré, moins la bougie pénétrera profondément dans le canal et par conséquent mieux la boule sera sentie par le périnée. Cependant chez les sujets gras, cette boule peut ne pas être reconnue par le toucher perinéal et l'on pourrait en conclure qu'il n'existe pas de rétrécissement.

Il est nécessaire alors de pratiquer le toucher rectal qui démontrera par l'absence de la non perception de la boule, que le rétrécissement existe réellement.

En outre, par l'introduction d'une série de bougies à boule de calibre décroissant, puis par la mensuration de la longueur introduite de chaque tige, on pourra reconnaître que c'est un spasme si la longueur est toujours la même, que c'est un rétrécissement si la longueur est d'autant plus grande que la boule de la bougie est plus petite.

Si l'obstacle a pu être franchi par une bougie à boule, le diagnostic du spasme et du rétrécissement peut en outre se faire d'une façon en quelque sorte rétrospective.

La boule, en traversant l'obstacle au retour, donne : une sensa-

tion de ressaut franche, nette quand il s'agit de rétrécissement ;
une sensation de préhension simple, de resserrement quand il
s'agit de spasme de la région membraneuse » (Bazy).

Duplay (1) « donne comme un signe diagnostique sinon infaillible,
du moins très précieux, la détermination du siège de l'obstacle
par la mensuration. Toutes les fois en effet que l'obstacle est situé
à 15 centimètres environ du méat; on peut presque affirmer à coup
sûr que cet obstacle est dû à une contracture et non à un rétrécissement organique qui, le plus ordinairement, siège à 12, 13,
14 centimètres au plus ».

Nous n'avons pas besoin d'insister sur ce que peut avoir de variable la longueur de l'urèthre antémembraneux, outre que cette
mensuration est inutile grâce au procédé si simple et si exact de
M. Bazy.

Déjà Mercier (2) se servait, pour reconnaître ce qu'il appelait « les
déviations spasmodiques» d'une bougie à boule de Ch. Bell et de son
cathéter coudé. « En retirant l'instrument, dit-il, la boule éprouve
bien quelque résistance pour traverser la région membraneuse,
mais avec un peu d'habitude on sent très distinctement qu'on dilate
un tissu mou et souple. Ce n'est pas la résistance nette et ferme
qu'offrirait un tissu induré. Il est même facile, quand il existe à la
fois un spasme de la région membraneuse et un rétrécissement
dans le bulbe, de distinguer ces deux sensations. » Il ajoute :
« Je suis convaincu que beaucoup de prétendus rétrécissements,
que M. Reybard dit avoir guéris radicalement par ses longues
et profondes incisions, n'étaient que des affections spasmodiques. ».

Chacun sait que, sauf quelques cas excessivement rares et précé-
dés de désordres exceptionnels, on ne trouve pas de rétrécissement
dans les régions membraneuse et prostatique.

(1) DUPLAY. *Encyclopédie internationale de chirurgie*, t. VII, p. 150, Paris,
1888.

(2) MERCIER. *Recherches sur le traitement des maladies des organes urinaires*,
Paris, 1856, p. 360.

Les rétrécissements qui siègent dans ces régions sont seuls des rétrécissements cicatriciels, consécutifs le plus souvent à des fractures du pubis. Dans ces cas, les antécédents traumatiques du malade, les complications survenues à la suite de l'accident, les fistules, les signes fournis par l'exploration uréthrale jointe au toucher rectal feront penser à un rétrécissement vrai et non à un spasme (1).

Néanmoins, il ne faudra conclure à l'absence de stricture et à l'existence d'un spasme non symptomatique d'une affection uréthrale ou vésicale qu'après un examen approfondi et après s'être assuré qu'on peut passer un numéro d'un calibre extrême, correspondant au calibre normal du canal. C'est qu'en effet un certain état spasmodique peut venir se surajouter à un rétrécissement large. Et par conséquent le soi-disant faux rétrécissement peut ne pas exister. Le malade pourrait être considéré comme un faux urinaire dans le sens où nous l'entendons, c'est-à-dire en un urinaire non organique. Car on pourrait nous objecter que du moment que le sujet se présente avec des symptômes urinaires, soit pour des difficultés à uriner, soit pour une rétention d'urine, il s'agit bien d'un urinaire, que ces troubles soient dus à un rétrécissement organique de l'urèthre ou à un rétrécissement spasmodique. De même que le spasme peut dominer le tableau symptomatique bien qu'associé à ces rétrécissements larges que M. Albarran a étudiés dans ses leçons cliniques de Necker (2).

Ce qui nous fait ranger ces faux rétrécissements, tout comme les fausses uréthrites, sous la rubrique *faux urinaires*, c'est qu'il s'agit le plus souvent, sinon toujours, de malades nevropathes, impressionnables, qui ont du spasme uréthral à propos d'un rien, d'une émotion, d'un excès quelconque. C'est que ces malades rentrent avec juste raison dans la classe des neurasthéniques dont ils constituent la variété urinaire.

(1) RAVANIER. *Des rétrécissements traumatiques de l'urèthre membraneux.* Thèse, 1897.

(2) ALBARRAN. *Annales des maladies des organes génito-urinaires*, octobre 1893.

Voici comment s'exprime dans cette leçon clinique M. Albarran :
« Vous trouverez souvent chez les névropathes urinaires un léger
rétrécissement de l'urèthre. Je ne veux point dire que le rétrécissement large soit plus commun que d'autres lésions chez les
névropathes, mais, parmi ces lésions, il faut en clinique ne pas
les négliger. C'est qu'en effet, vous trouverez presque toujours
dans la névropathie urinaire une altération anatomique dont le
malade exagère les symptômes, et les cas sont rares où l'appareil
urinaire est complètement sain. Souvent c'est une simple et très
légère uréthrite, parfois une de ces prostatites chroniques, si mal
étudiées qu'on les connaît à peine, parfois encore un rétrécissement
si léger que seul un gros explorateur pourra le reconnaître, mais
je le répète, d'après mon expérience personnelle, les névropathes
urinaires sont rares qui ne présentent pas quelque lésion. Chez
eux tout n'est pas psychique ; il existe quelque chose, presque rien,
dans certains cas, mais qui suffit à déterminer des sensations que
le malade multiplie et exagère. Or, pour instituer un traitement
bien compris, il est nécessaire de rechercher attentivement pourquoi
le malade, tout névropathe qu'il est, se plaint de sa vessie ou de
son urèthre et non de ses oreilles ou de son estomac. »

On voit combien le diagnostic de faux rétrécissement de l'urèthre, du spasme uréthral est complexe. Comme le disait déjà
Civiale (1), « outre que l'extrémité de l'instrument peut s'engager
dans une valvule, on rencontre parfois des difficultés tellement
inexplicables que les plus habiles chirurgiens sont arrêtés et croient
à une coarctation organique qui n'existe pas. Cette méprise a lieu
plus souvent qu'on ne serait tenté de le croire et elle entraîne pour
le moins l'inconvénient de faire soumettre le malade à un traitement pénible dirigé contre une affection imaginaire ».

Comme le fait également remarquer Reliquet (2), « on a bien vite
dit : ce sont de faux urinaires, avec un peu d'habitude on les recon-

(1) CIVIALE. *Loco citato.*
(2) RELIQUET. *Faux rétrécissements de l'urèthre.* Œuvres RELIQUET recueillies
par GUÉPIN, t. V.

naît. Ce dont il faut bien se pénétrer c'est que tous les faits de rétrécissements spasmodiques associés ou non à des troubles vési- caux non organiques doivent faire soupçonner une affection cérébro- spinale ou une lésion locale voisine qui provoque un spasme uréthral par voie réflexe. Si nous insistons sur ces faits c'est que dans la pratique courante de la clinique, ils ont une importance majeure puisque très souvent ce sera un spasme de l'urèthre qui sera le symptôme révélateur d'une affection médullaire, l'ataxie en particulier, ou d'une lésion de voisinage qu'il suffira de traiter pour supprimer l'état spasmodique ». Tantôt le spasme de la région profonde de l'urèthre sera dû à un phimosis, à une étroitesse congénitale du méat, tantôt à une affection des organes voisins, rectum, anus, hémorrhoïdes, constipation, troubles des fonctions génitales, etc. Mais ce serait nous entraîner trop loin et sortir de notre cadre que de faire l'histoire de tous les faux rétrécissements et des états spasmodiques symptomatiques ou consécutifs à des lésions des voies urinaires antérieures ou supérieures. C'est dire que la dénomination de faux urinaire est assurément très élastique et qu'en somme très souvent le « faux urinaire » n'est faux qu'en tant que manifestation d'une fausse localisation d'un état patholo- gique.

C'est, il faut bien le reconnaître, du côté des troubles de la miction que se manifeste avec prédilection la névrose urinaire. Les vérita- tables « faux urinaires » se présentent avec des signes qui rappellent une affection vésicale. C'est donc sur les faux urinaires vésicaux que nous aurons surtout à insister.

Traitement. — Le traitement ne nous occupera pas longtemps. En général les malades, en constatant le passage d'une grosse sonde ou d'un Béniqué, verront leur appréhension sur l'existence d'un rétrécissement se dissiper. Il suffira de leur affirmer que leur canal est libre pour voir disparaître les phénomènes spasmodiques. La suggestion directe jouera en l'espèce le même rôle, à notre avis, que les instillations de cocaïne au 1/20 préconisées par

E.   3

M. Janet. Ramay (1) n'a-t-il pas cité un cas de rétrécissement spasmodique de l'urèthre traité sans succès par l'uréthrotomie interne et qui fut guéri par la suggestion hypnotique. Le vrai traitement résidera dans la thérapeutique habituelle aux états névropathiques, hydrothérapie, etc.

Déjà Lallemand (2) en 1837, à propos du traitement des retrécissements de l'urèthre par la sonde à cautériser ou sonde porte-caustique, mettait en garde contre les rétrécissements spasmodiques « Il est toujours important de bien savoir ce qu'on fait, il pourrait y avoir de grands inconvénients à cautériser comme des rétrécissements des portions du canal qui sont libres. Je signale cette cause d'erreur comme plus commune qu'on ne pense et je suis convaincu qu'on a souvent cautérisé sans nécessité, peut-être même a-t-on quelquefois produit des désordres graves. On évitera ces méprises en multipliant les explorations. Le traitement des maladies de l'urèthre exige par-dessus tout de la patience et de la circonspection, il est incompatible avec la précipitation. » Ces conseils sont toujours vrais et d'actualité.

Civiale (3) introduisait des bougies molles en cire, et dans les cas où ces bougies molles étaient insuffisantes il pratiquait des injections dans la vessie, associées ou non à des douches locales sur l'hypogastre, le périnée, le pubis, la partie interne et supérieure des cuisses. Mais il insistait également sur l'état du moral dans la production de ces états spasmodiques ou névralgiques du col de la vessie, comme il les appelait. Il avait pressenti l'influence psychopathique. Il fait observer que les médecins, qui sont généralement les plus mauvais malades, ceux qui se tourmentent le plus, payent un large tribut à cette influence morale sur la production des psychopathies urinaires. Il cite entre autres un cas, celui d'une jeune femme très nerveuse qui fut prise d'une rétention d'urine qui était due à un

(1) RAMAY. *Soc. biol.*, 3 juillet 1886.

2) F. LALLEMAND. *Observations sur les maladies des organes génito-urinaires*. Bruxelles, 1837.

(3) CIVIALE. *Loco citato.*

état spasmodique de l'urèthre et du col qu'il traita par la dilatation avec des bougies.

En introduisant la sonde, à son premier examen, « il fut frappé de la raideur, de l'induration desparois uréthrales et du col de la vessie. De prime abord on aurait cru à l'existence d'un rétrécissement organique, tant la sonde avait de peine à passer et tant elle était serrée ». La rétention d'urine, ajoute-t-il, n'était pas due à l'atonie, car l'urine fut lancée avec force jusqu'à la dernière goutte bien que la femme fût couchée horizontalement.

§ 3. — Uréthralgie.

Des troubles sensitifs de la névrose urinaire peuvent se localiser uniquement à l'urèthre ou à la vessie. Ils se montrent sous la forme d'hyperesthésies cutanées dans les régions voisines. Les malades ressentiront d'abord une cuisson gênante, surtout dans la portion pénienne et la fosse naviculaire ; puis la cuisson deviendra continue ou succèdera à la miction. Quelquefois les malades se plaindront d'une sensation de « plaie dans l'urèthre », d'une véritable hyperesthésie uréthrale. Assez souvent l'urèthre sera le siège d'une douleur lancinante, périodique. donnant la sensation d'un fer chaud qu'on promènerait de l'anus au gland (névralgie uréthrale). Ces douleurs uréthrales apparaîtront souvent pendant et après la miction.

L'hyperesthésie cutanée peut être limitée à la peau du pénis. En général ces phénomènes d'*uréthralgie* ne se présenteront que chez les blennorrhagiques ou d'anciens blennorrhagiques.

D'après Féré (1), l'existence de l'uréthralgie dont on a signalé des formes continues et intermittentes, n'est pas bien établie en tant que névralgie pure.

Civiale (2) a étudié ce qu'il a appelé « *les névralgies ou névro-*

(1) FÉRÉ. *Arch. de Neurologie*, 1884.
(2) CIVIALE. *Loco citato.*

ses uréthrales », affections qui se manifesteraient par une perversion de la sensibilité de l'urèthre. Le plus souvent, elles seraient secondaires à des affections de la vessie (calcul, cystite), de la prostate, de l'urèthre (rétrécissements). On les observerait « chez des personnes dont le système nerveux a été ébranlé par des excès vénériens ou par des affections morales vives, chez celles surtout qui ont été déjà atteintes de névralgies dans d'autres parties du corps».Mais d'après la description qu'il en donne, il faut croire qu'il s'agissait le plus souvent de cystite, car, dans certaines observations, il y avait de la fréquence des mictions, de la douleur à la miction et des urines troubles, et dans les autres cas il s'agissait de la douleur provoquée par le spasme uréthral. Cette névralgie uréthrale était du reste traitée et guérie par la dilatation et l'introduction de bougies, qui constituent également le traitement curateur du spasme intense.

CHAPITRE II

Les faux urinaires vésicaux.
Névroses vésicales.

Dans une de ses leçons sur les neurasthéniques urinaires (1),
M. Guyon divise les faux urinaires en deux grandes classes :
1º les faux urinaires médullaires (tels les ataxiques, les malades
atteints de sclérose en plaques, etc.), 2º les faux urinaires neurasthéniques : tels les hystériques, les dégénérés, les seuls dont nous
ayons à nous occuper. « Les troubles fonctionnels qui nous amè-
nent ces malades, dit l'éminent professeur, sont de deux ordres :
les *difficultés de la miction et les douleurs*. Ils viennent à nous,
soit parce qu'il pissent mal (la miction nécessitant un effort, jet
faible), soit parce qu'ils souffrent (douleur indépendante de la
miction et siégeant le plus souvent au périnée), soit pour ces deux
causes réunies. D'autres viennent pour de la pollakiurie diurne,
presque jamais nocturne, moins souvent pour de la rareté de la
miction. D'autres encore pour de l'incontinence nocturne et diurne
à la fois.

Les troubles de l'appareil génital se joignent assez souvent aux
troubles de la miction : impuissance génésique totale ou incomplète, pollutions nocturnes. C'est donc sous différents aspects que
peut se présenter la neurasthénie urinaire. Si on interroge soigneusement ces malades, on apprendra qu'ils sont obligés de « pousser », suivant leur expression, de faire effort pour entamer et
aussi continuer la miction ; néanmoins jamais on ne les voit pren-

(1) Les neurasténiques urinaires. *Annales org. génito-urinaires*, sept. 1893.

dre des positions bizarres, telles que la position accroupie, souvent adoptée par les vrais urinaires en rétention (rétrécis ou prostatiques) ou même les faux urinaires tabétiques. Le jet est quelquefois interrompu si l'effort cesse. Ils accusent en outre des douleurs périnéales et hypogastriques qui rappellent le calcul vésical. D'autres présentent le phénomène que Guyon a appelé « miction retardée ». Ils restent quelquefois un quart d'heure avant de pouvoir uriner, analogues en cela aux prostatiques. La miction devient parfois impossible devant quelqu'un, ou même quand ils entendent une personne dans une pièce voisine, phénomène que James Paget a proposé d'appeler le « bégaiement urinaire ». Voilà comment pissent les neurasthéniques urinaires ! D'autres pissent fréquemment, comme les pollakiuriques sur lesquels nous reviendrons plus loin.

Ajoutez à cette pollakiurie les douleurs vésico-uréthrales qui pourront simuler une cystite. Mais cette pollakiurie est le plus souvent diurne. Cette différence est pathognomonique, d'après M. Guyon. Le pollakiurique, exclusivement diurne est un névropathe. D'autres présentent de l'incontinence, qui peut être indépendante de l'incontinence infantile. Elle peut être à la fois diurne et nocturne, mais la vessie se vide complètement, ce qui la distingue de l'incontinence par regorgement des prostatiques et des rétrécis.

Les douleurs sont *indépendantes de la miction*, c'est là leur grand caractère. Elles siègent d'ordinaire au périnée, en arrière des bourses, s'irradiant en arrière, provoquant du ténesme anal, en avant surtout au méat, ou encore vers la région hypogastrique. Ces sujets disent souffrir dans la vessie ou « au pied de la verge », selon l'expression de quelques-uns. Ces douleurs sont spontanées, non en rapport avec la miction, provoquables par la palpation ou le contact d'instruments explorateurs au niveau de la région membraneuse. Cette même région est également douloureuse à l'exploration rectale.

La douleur peut revêtir tous les degré d'acuité, depuis la simple pesanteur périnéale jusqu'aux plus vives douleurs. Ces crises douloureuses peuvent siéger en un point fixe (région membraneuse), comme s'il y avait là un point hystérogène.

L'appareil génital est dans la moitié des cas intéressé ; l'appétit génésique est diminué d'une manière générale et à des dégrés divers, ou impuissance absolue, ou érections incomplètes. D'autres, moins nombreux, sont des excités génésiques. Chez ceux-là, on observe de l'éjaculation hâtive. D'autres, plus rares, ont des pollutions nocturnes. Chez presque tous on trouve des stigmates hystériques : anesthésie pharyngée, oculaire, hémianesthésie sensitivo-sensorielle, rétrécissement du champ visuel, crises de larmes. En outre, ce sont bien souvent des gens scrupuleux, méticuleux, s'examinant, analysant leur état, très préoccupés de leur santé. C'est chez ceux-là que l'on peut dire que « les maladies de la vessie retentissent sur le moral », aphorisme qui semble se vérifier surtout chez cette catégorie de faux urinaires. Ce sont « des malades aux petits papiers » (Charcot), des impressionnables, mais surtout des déprimés, quelques-uns des excitables, très souvent héréditaires nerveux.

Le Professeur Fournier exprime la même opinion sur les neurasthéniques urinaires lorsque, faisant allusion aux remords imaginaires, que se forgent ces malheureux, il les baptise du nom de « repentants ». C'est le cas aussi de dire avec Born que chez ces malades la « vessie est le miroir de l'âme ».

On retrouve dans leurs antécédents de l'incontinence infantile. « Au surplus, des timides génitaux qui, lorsqu'ils contractent la blennorrhagie, se tiennent pour battus ; c'est pourquoi ils n'ont très souvent qu'une blennorrhagie. » L'examen physique reste négatif. Les urines sont ou très claires, ou chargées de sels se dissolvant par des acides, ou de mucus prostatique. A l'exploration uréthrale l'on constate, comme nous l'avons vu, du spasme de la région membraneuse qui empêche le passage des olives ordinaires, mais se laisse traverser aisément par des Béniqués sur conducteurs, en provoquant souvent de la douleur. Ils vident leur vessie, mais la contractilité vésicale (17/28) est affaiblie, diminuée, au-dessous de la normale. Leur vessie se contracte mal, c'est pourquoi ils pissent mal.

Tel est le tableau clinique d'ensemble du neurasthénique urinaire. Au nombre de ces symptômes, il en est un qui par sa prédominance et sa fréquence, tant qu'au point de vue de son traitement, a donné lieu à de nombreux travaux, nous voulons parler de la *pollakiurie psychopathique*.

A. — LES FAUSSES CYSTITES

§ 1. — **Pollakiurie pyschopathique.**

Historique. — C'est à notre éminent maître, le Professeur Dieulafoy, que l'on doit le mot si heureux de pollakiurie, qu'il applique le premier pour désigner la fréquence des mictions chez les brightiques, et qu'il a mis au nombre des petits signes du brightisme. C'est à Janet que nous empruntons la désignation de psychopathique.

Les auteurs qui ont écrit sur la neurasthénie en général, n'ont pas parlé des troubles urinaires et encore moins n'ont-ils pas compris dans une forme clinique spéciale, la neurasthénie urinaire.

Levillain (1) ne parle pas des troubles de l'excrétion de l'urine, mais seulement des changements de quantité et de qualité. qui se produisent chez les neurasthéniques (diabète et glycosurie passagère, phosphates, oxalates).

Bouveret (2) note, outre ces altérations, ce fait que certains de ces névropathes « éprouvent, sans aucune trace de cystite, des besoins fréquents d'uriner ».

Mathieu (3) signale au nombre de formes cliniques de la neurasthénie, la neurasthénie génitale (spermatorrhée, priapisme, impuissance), mais ne parle pas des symptômes urinaires.

(1) LEVILLAIN. *La neurasthénie*, 1891.
(2) BOUVERET. *La neurasthénie*, 2e édit.; Paris, 1891.
(3) MATHIEU. *La neurasthénie*. Bibliothèque médicale Charcot-Debove.

Blocq (1), au contraire, dit que la neurasthénie épargne le plus souvent la vessie, mais qu'on trouve néanmoins l'augmentation des sels de l'urine.

Lancereaux, dans son *Traité de l'herpétisme*, parle, à propos de la cystalgie, d'envies fréquentes d'uriner, de spasmes douloureux arrêtant instantanément le jet d'urine, comme s'il existait un calcul dans la vessie. « L'absence de toute lésion locale, la limpidité des urines, certains troubles nerveux concomitants, tels que migraines, névralgies, sont autant de circonstances favorables au diagnostic de cette affection qui se rencontre encore dans la goutte et coexiste fréquemment avec la gravelle urique ». La pollakiurie symptomatique de la goutte liée à l'irritation de la vessie par les sels (urates) en excès n'est pas séparée par cet auteur de la pollakiurie idiopathique.

Féré (2) dit que « la dysesthésie, la perversion de la sensibilité peut se produire de différentes façons : 1° Tantôt il y a simple irritabilité réflexe de la vessie, les besoins d'uriner sont fréquents, la vessie n'a pas le temps d'arriver jusqu'à l'état de distension moyenne que déjà la contraction réflexe se produit ;

2° Tantôt le besoin est non seulement fréquent, mais il s'accompagne d'une sensation douloureuse et quand il est satisfait une contraction douloureuse est ressentie au niveau des sphincters, il y a ténesme ou spasme douloureux. Ces différentes formes de vessie irritable peuvent se rencontrer dans le nervosisme aigu ou chronique, dans la neurasthénie, l'irritation spinale, la méningite spinale, l'ataxie locomotrice, etc. »

Monod (3) décrit une cystalgie idiopathique chez la femme (contracture essentielle du col, névralgie du col, vessie irritable), mais les cas qu'ils vise se rapportent à des cystalgies et pollakiuries d'origine réflexe (polypes de l'urèthre, varices des veines du méat, etc.).

(1) BLOCQ. Neurasthénie, in *Gazette des hôpitaux*, avril 1891.
(2) FÉRÉ. *Loco citato*.
(3) MONOD. Du traitement des cystalgies chez la femme, par la dilatation for-

Les autres auteurs qui se sont occupés de la neurasthénie ou des névroses (Hammond, Axenfeld, Charcot), ne parlent pas de mictions fréquentes. Beard (1) dans la neurasthénie sexuelle se borne à parler de vessie irritable et de l'altération de la composition des urines chez les neurasthéniques.

En Angleterre, dès 1859, Gant (2), dans un ouvrage intitulé : « The irritable bladder its cause and curative treatment », attribuait la fréquence des mictions à des lithates, des pierres (mauvais régime), à des phosphates (surmenage), aux excès de travail des reins (par manque de bains et d'ablutions), à la constipation, à la diaphorèse insuffisante, aux bienséances mondaines, la vie sédentaire « sofa life », les distractions artificielles, l'hystérie, les maladies organiques de l'utérus, rectum, vessie, urèthre.

Avec Harrisson (3), nous arrivons à une conception plus claire et complète de la pollakiurie psychopathique de Janet qu'il décrit, moins le nom, comme une des formes de la vessie irritable. Pour lui, on ne doit se servir du mot *irritable bladder* que quand le nombre des mictions est suffisant pour incommoder le malade, et alors le symptôme est lié à l'une ou l'autre des conditions suivantes ou à plusieurs de ces conditions à la fois : 1° influence nerveuse, 2° influence de l'habitude, 3° action réflexe, 4° affections locales (y compris les calculs et les tumeurs), 5° composition anormale de l'urine.

Reprenant les deux premières causes qui rentrent seules, mais complètement, dans la pollakiurie psychopathique, il dit : « Il n'est pas douteux que les phénomènes d'irritabilité vésicale, qu'on observe chez un grand nombre d'individus, soient d'ordre purement nerveux. On voit souvent par exemple des personnes, en prévision d'une journée de chemin de fer ou de toute autre circonstance qui les forcera à modifier momentanément leurs *habitudes*, s'astreindre

cée et rapide de l'urèthre. *Annales des maladies des organes génito-urin.*, mai 1885.

(1) BEARD. Neurasthénie. *Boston medical and Surgery Journal*, 1869. La neurasthénie sexuelle, traduct. Rodet. Paris, 1895.

(2) GANT. *Irritable bladder*, 3e édit., Londres, 1872.

(3) HARRISSON. *Encyclopédie internationale de chirurgie*, t. VII.

à vider leur vessie, sans éprouver le besoin d'uriner, chaque fois que l'occasion de le faire se présente à elles.

Ainsi se contracte une habitude qui s'établit dénitivement et qui peut devenir la source de sérieuses complications. On doit rapprocher de ces faits cet état particulier à un certain nombre d'individus, bien décrit par sir James Paget, qui les fait hésiter et comme bredouiller pendant l'acte de la miction.

Un état névropathique joint à la fâcheuse habitude de vider trop fréquemment sa vessie suffit donc à produire l'irritabilité vésicale, même dans ses formes les plus rebelles. On conçoit que cette variété d'affection ne donne lieu à aucun *symptôme objectif*. C'est en reconstituant l'histoire du malade, en tenant compte des circonstances qui influent sur les phénomènes observés, enfin en procédant par exclusion à l'égard des autres affections vésicales qu'on arrivera à formuler son diagnostic. Souvent il y aura lieu de tenir grand compte des explications que le malade cherche toujours à donner de son mal et qui sont *en rapport avec les craintes particulières qui hantent son esprit*. Nous reconnaissons que la patience du chirurgien est mise à une rude épreuve lorsqu'il lui faut subir les récits les plus étranges et quelquefois les plus extravagants, mais ces récits même fournissent dans bien des cas, la preuve que l'*imagination entre pour une plus large part que la vessie dans les phénomènes d'irritabilité dont cet organe est le siège.* »

Plus loin Harrisson dit encore que les symptômes de vessie irritable éclatent aussi chez les personnes qui ont une raison si minime que ce soit de se croire atteintes d'un rétrécissement de l'urèthre.

D'autres fois encore, « il s'agit de sujets qui, faussement persuadés qu'ils ont quelque empêchement pour uriner, s'essayent à répéter cet acte à chaque instant et chez lesquels l'habitude dégénère vite en maladie. Il est surprenant de voir nombre de malades guérir par la simple démonstration qui leur est faite qu'on peut facilement passer une bougie dans leur canal ».

Ultzmann (1) insiste aussi sur l'influence psychique dans la production de la pollakiurie. « Des sujets tout à fait bien constitués, dit-il, peuvent aussi être atteints de cette irritabilité excessive qui prédispose aux névroses de la sphère urinaire et génitale lorsqu'ils débilitent leur organisme par une fatigue excessive et surtout surmènent leur cerveau par des travaux intellectuels prolongés. Il n'est pas rare en effet d'observer des envies fréquentes d'uriner (cystospasme) chez des personnes astreintes à un travail de nuit fatigant, ou chez des individus dont l'esprit toujours en éveil supporte une grande responsabilité : caissiers, secrétaires, etc. Déjà chez l'enfant, on peut observer une action directe du système nerveux central sur l'appareil urinaire, quand par crainte d'une correction, il laisse échapper involontairement l'urine dans ses vêtements. De même on rencontre de *fréquentes envies d'uriner* accompagnées de polyurie légère chez des individus en proie à une *émotion prolongée :* candidats, quand le succès de l'examen est douteux, personnes engagées dans des spécialiés commerciales dont l'issue est problématique. De grandes pertes inattendues comme on en éprouve parfois à la suite d'opérations de bourse malheureuses, ou la mort d'une personne aimée, peuvent également engendrer les troubles les plus divers de l'appareil génital et urinaire. C'est ainsi que j'ai vu chez des hommes d'affaires dont la fortune avait été fortement endommagée, apparaître soudainement *des envies fréquentes d'uriner,* de la polyurie, souvent même une légère glycosurie et en outre de l'impuissance, des pollutions, de la spermatorrhée. »

Fürbringer (2) range la pollakiurie psychopathique sous le nom de *pollakiurie idiopathique* « dans un de ces états fort bien désignés sous le nom de neurasthénie, états souvent compliqués d'hystérie et d'hypochondrie ». Il insiste aussi sur la mauvaise

---

(1) ULTZMANN. *Traité des névroses des organes génito-urinaires de l'homme.* Traduct. PICARD. Paris, 1883.

(2) FURBRINGER. *Traité des maladies des organes génito-urin.* Trad. CAUSSADE-HARTMANN, 1892.

habitude qu'ont certaines personnes de vider leur vessie au moindre besoin. La pollakiurie en résulte de la même façon que « la négligence à satisfaire le besoin d'uriner, que ce soit par mauvaise habitude ou par pudeur mal comprise », peut produire la parésie vésicale.

Du reste, M. Guyon pense de même quand il s'exprime ainsi : « La rareté de la miction peut n'être que la conséquence d'une *habitude* et s'observe dans ces conditions dans l'un et l'autre sexe, mais elle se montre spontanément chez quelques neurasthéniques et s'accompagne alors d'autres troubles de la miction tels que diminution de force et de projection du jet et surtout efforts pro- noncés. L'influence de l'état nerveux est rendue bien évidente par l'observation de malades qui sont *alternativement atteints de fréquence et de rareté des mictions.* »

Étiologie. — Comme nous l'avons vu, d'après le tableau si saisissant du chef de l'École de Necker, la pollakiurie psychopa- thique se rencontrera chez des prédisposés héréditairement : fils d'alcooliques, d'épileptiques, d'ataxiques, de neurasthéniques, chez des dégénérés, des névropathes.

Il faut signaler comme cause prédisposante l'alcoolisme. Nous donnons plus loin les observations de malades atteints de polla- kiurie nettement idiopathique qui avaient très peu ou point de stigmates nerveux mais étaient des alcooliques avérés ou intoxi- qués. Dans les antécédents des malades on retrouvera les convul- sions dans l'enfance, la chorée. Très souvent (la moitié ou le tiers des cas), les psychopathes urinaires pollakiuriques auront eu de l'incontinence nocturne d'urine dans leur enfance. MM. Guyon et Janet ont longuement insisté sur cette corrélation : « C'est ainsi que vous constaterez fréquemment l'incontinence infantile dans les antécédents des sujets venant vous consulter pour des pertes séminales ou pour des *mictions à caractère impérieux et pres- sant* sans lésions du réservoir urinaire. La tare originelle qui, au cours de l'enfance, même de l'adolescence, a déterminé la perte nocturne de l'urine, n'a donc point perdu son influence. Il est intéressant de constater qu'elle continue à l'exercer. »

La pollakiurie idiopathique peut succéder à la pollakiurie symptomatique et persister seule sans lésions organiques soit sous l'influence de l'*habitude* prise et conservée, soit du fait de l'hypochondrie, qui fixe sans cesse l'esprit sur les organes génito-urinaires et provoque ainsi (Mosso et Pellacani) les fréquentes contractions de la vessie, suivies de besoins et d'émission d'urine.

C'est surtout la blennorrhagie qui est la grande affection prédisposante aux névroses urinaires et à la pollakiurie psychopathique.

Comme le dit M. Guyon, la blennorrhagie est la véritable pierre de touche pour le tempérament chez les neurasthéniques. Elle réveille les prédispositions névropathiques. En effet, « ces malades sont réellement frappés dans leur virilité, dans leur confiance en eux-mêmes. Lorsque l'écoulement a presque complètement disparu, ils ne sont pas débarrassés de leur inquiétude, ils vivent en contemplation devant leur canal. Ils passent des heures à en chercher, à en exprimer une goutte de muco-pus. Ils s'affolent de la présence de quelques spirales de quelques filaments blanchâtres dans le premier jet de la miction » (Mathieu).

Le maximum de fréquence de la pollakiurie psychopathique se produit de 18 à 20 ans.

Elle est beaucoup plus commune chez l'homme que chez la femme. Comme le dit si bien Brissaud (1), « l'homme a des motifs de préoccupation urinaire justifiés par toute la pathologie uréthrale. La femme les ignore; ses trois centimètres d'urèthre la laissent bien indifférente. Chez elle la tolérance, la longanimité vésicale exclut les réminiscences ou les appréhensions morbides. Aussi l'expression de *faux urinaires* ne s'applique-t-elle qu'aux hommes. Est-ce à dire que tous les faux urinaires soient hystériques ? Pas du tout. La neurasthénie, la mélancolie, le doute, l'anxiété choisissent cette localisation aussi bien que n'importe

(1) BRISSAUD. Polyurie nerveuse et polyurie hystérique. *Presse médicale*, 14 avril 1897.

quelle autre, et quelquefois celle-là exclusivement. On commence par la pollakiurie et l'on finit par la polyurie. Les connexions fonctionnelles toujours étroites de la sécrétion et de l'excrétion laissent entrevoir l'enchaînement des deux phénomènes. L'habitude crée la maladie par la répétition d'un acte anormal. Ne serait-ce pas pour cela que la polyurie hystérique au lieu de se déclarer du jour au lendemain est toujours précédée d'une période de pollakiurie. La neurasthémie d'ailleurs n'a pas à cet égard d'autres procédés que l'hystérie ».

Comme Ultzmann l'a bien fait ressortir, toutes les professions qui exigent un travail intellectuel intensif ou font passer l'homme par une série d'émotions plus ou moins répétées y prédisposeront.

Pathogénie. — La pathogénie et la physiologie pathologique de la pollakiurie psychopathique ont été remarquablement étudiées par Janet.

Cet auteur classe, en effet, les faux urinaires en trois grands groupes bien distincts :

1° Les névropathes urinaires à lésions nerveuses (ataxiques, myélitiques, paralytiques généraux), déjà étudiés par Geffrier.

2° Les hystériques et les épileptiques à troubles urinaires.

3° Les *hypochondriaques*, c'est-à-dire ceux qui causent de toutes pièces leurs accidents mictionnels par une concentration volontaire et perpétuelle de leur attention sur leur vessie et leur urèthre et que Janet propose d'appeler des *psychopathes urinaires*. Il fait jouer le plus grand rôle à l'habitude dans la miction. Civiale (1) avait déjà insisté sur le rôle de l'habitude dans la genèse de la pollakiurie. « La vessie s'accoutume à se vider avant d'être pleine et une fois l'habitude établie, il est très difficile de la rompre ; la présence de l'urine dans la vessie devient même insupportable. » Il existe pour Janet, une corrélation intime entre notre cerveau et notre vessie qui explique la genèse de la plupart de nos « habitudes urinaires ». De là l'influence des préoccupations urinaires sur la fréquence des mictions.

(1) CIVIALE. *Traité pratique des mal. des organes génito-urin.*, t. II.

Somme toute, de même que la vessie n'a pas de capacité anatomique, mais une capacité physiologique, comme l'a dit Guyon, de même pourrait-on dire, avec Janet, que nos habitudes urinaires font qu'elle n'a qu'une capacité psychologique.

L'attention que nous portons dans l'acte de la miction expliquera en particulier le phénomène si bien étudié par James Paget (1), sous le nom de « bégaiement urinaire », sur lequel nous reviendrons à nouveau.

Symptômes. — La pollakiurie psychopathique est caractérisée « par l'émission de l'urine en petites quantités (sans quoi il y aurait polyurie) et se répétant *une fois par heure* en moyenne (entre 1/4 d'heure à 2 heures). A cette pollakiurie, surtout si elle est très accentuée, ajoutez les douleurs vésico-uréthrales, et le malade peut vous être envoyé avec le diagnostic de cystite. Ajoutez encore l'interruption du jet, et le malade devient un calculeux en apparence (Guyon). Le grand caractère de cette pollakiurie est d'être exclusivement diurne. Un autre signe important bien étudié par Janet est ce fait que « ceux qui en sont porteurs *reçoivent facilement dans leur vessie une injection de 300 grammes de liquide, alors qu'en temps ordinaire ils urinent toutes les heures une centaine de grammes d'urine.* En d'autres termes, leur capacité vésicale est absolument normale malgré leur pollakiurie, tandis que chez les cystiques, la capacité vésicale à l'injection est égale à la capacité vésicale au moment de la miction ». Comme le fait remarquer Janet, il est facile chez un individu sain, d'injecter dans la vessie près de 500 grammes de liquide à une température convenable et poussés lentement. Comme la moyenne de notre sécrétion urinaire est de un litre et demi par jour, nous ne devrions pisser que trois fois par 24 heures. Corby (2) admet la moyenne de quatre mictions par 24 heures. Au delà commencerait pour lui la pollakiurie. Mais dans aucun cas, il ne faudrait admettre qu'un non pollakiurique se relève pour uriner la nuit.

(1) *Clinical Lectures and Essays.*
(2) CORBY. *Pollakiurie psychopathique.* Thèse Paris, 1895.

A quel moment a lieu le maximum de fréquence de la miction chez un pollakiurique ? Ce serait vers le milieu de la journée et particulièrement après le déjeuner.

Pour Guyon, cela s'expliquerait par l'action de la digestion sur la sécrétion urinaire produite par des dyspepsies stomacales ou des troubles digestifs dus aux lésions intestinales qui réagissent ainsi sur l'excrétion urinaire.

Telle n'est pas l'opinion de Janet et Corby. Car si cette théorie de l'irritabilité vésicale de cause réflexe était vraie, on ne pourrait guère la concilier avec ce fait que les femmes ne présentent pas cette pollakiurie post prandium.

En outre, elle n'existe pas chez la plupart des malades après le repas du soir. C'est pourquoi Janet fait intervenir une cause psychique : « Les femmes n'ont que peu d'occasions de songer à leur vessie, les urinoirs qu'elles voient dans la rue ne leur sont pas destinés et ne leur donnent aucune idée de miction. Nous autres, au contraire, nous sommes à chaque instant sollicités à uriner par le vue de ces petits édifices et des gens qui les utilisent. C'est surtout au moment de nos sorties, dans l'après-midi, que cette action se fait sentir. Le soir, l'on sort moins, ou si l'on sort, c'est avec un but unique rapidement atteint : visite, théâtre, cafés ; les urinoirs et les urinants sont moins visibles, et il n'en faut pas plus pour supprimer la pollakiurie vespérale. »

L'influence du milieu extérieur et sa réaction sur notre vessie ne sont pas seulement propres à l'homme ; le chien lui-même, doué d'une pollakiurie si étrange, n'urinera que trois ou quatre fois par 24 heures, s'il reste enfermé. Le sort-on, au contraire, l'odeur de l'urine qu'il ira renifler à tous les coins de porte et au pied de tous les arbres, l'entraîne à un nombre considérable de mictions. De même, lorsqu'il sera uniquement occupé par la recherche du gibier, il ne pensera pas à uriner.

A ce propos, l'émotion elle-même ne joue pas un rôle moindre dans l'espèce animale que dans l'espère humaine : le taureau, dès son entrée dans l'arène, surpris et inquiet se met à uriner, de même, la jument saisie par le coup d'éperon, le petit chien battu, etc.

L'attention joue, elle aussi, un grand rôle dans la miction. Nous avons déjà parlé du « bégaiement urinaire » de Paget. Les individus atteints de ce symptôme ne peuvent uriner quand on les regarde ou quand ils savent qu'on attend qu'ils aient fini d'uriner pour prendre leur place dans un urinoir public par exemple.

Paget cite le cas d'un malade qui « ne sortait jamais avec une personne devant laquelle il avait eu une fois un insuccès urinaire, de peur de le voir reparaître, et celui d'un ecclésiastique qui se sondait toujours avant de monter en chaire parce qu'une fois, un horrible besoin d'uriner l'avait empêché de terminer son sermon. Il était sûr que s'il n'avait pas la conviction d'avoir la vessie vide il serait pris de l'envie d'uriner et qu'il aurait alors une rétention. Un autre malade de Paget dit avoir recours à toutes espèces d'expédients pour vider sa vessie. Il faut qu'il monte à sa chambre, qu'il en descende, qu'il se penche ou s'assoie dans certaines positions singulières, habituelles, qu'il ait soin de ne diriger son esprit ni trop ni trop peu sur ce qu'il a à faire, puis qu'il laisse écouler l'urine en y pensant le moins possible.

Janet cite le cas observé par M. Guyon d'un malade qui ne pouvait uriner dès qu'il soupçonnait non seulement qu'on pût le voir, mais encore qu'on pût entendre le jet de son urine. Ce malade fut sur le point de se démettre d'une haute fonction à cause de cette infirmité. D'autres fois c'est la vue d'un urinoir qui provoquera d'une façon impérieuse le besoin d'uriner, ou encore le besoin d'uriner sera provoqué par la vue de l'eau comme ce malade (obs. 45) atteint de spasme uréthral et de pollakiurie psychopathique, très neurasthénique, qui ne pouvait traverser un pont sur la Seine, fût-il même en voiture, sans que l'envie d'uriner se produisît impérieusement et l'obligeât à la satisfaire sous peine de mouiller sa chemise. Ce même malade avait ces envies d'uriner brusques impérieuses quand il entendait le bruit d'une clef dans une serrure. Un autre sujet (obs. 44) rapportait le début de la pollakiurie à un coït non satisfait.

Variétés de la pollakiurie psychopathique. — Janet les divise en deux :

a) La pollakiurie précoce ;

b) La pollakiurie tardive.

a) *Pollakiurie précoce*. — La première, caractérisée par la fréquence des mictions diurnes et nocturnes très impérieuses, apparaîtrait dès la plus tendre enfance. Elle pourrait être simple : l'enfant se relevant la nuit à chaque envie d'uriner, mais beaucoup plus souvent elle s'accompagne d'incontinence nocturne. L'enfant ne se réveille pas à chaque besoin d'uriner et urine une ou plusieurs fois dans son lit.

Cette forme de pollakiurie, compliquée d'incontinence nocturne, aboutit avec le temps à la pollakiurie simple. On retrouve, en effet, très souvent dans les observations de pollakiuries psychopathiques de l'incontinence nocturne de l'enfance.

Pour expliquer ces deux variétés de pollakiurie précoce, Janet fait intervenir : 1° pour la pollakiurie simple, soit une irritabilité vésicale héréditaire, soit de mauvaises habitudes de mictions fréquentes provoquées peut-être au début par une légère polyurie et se perpétuant ensuite après la guérison de celle-ci ; 2° pour la pollakiurie incontinente nocturne, une attention permanente, une sorte d'hypochondrie urinaire commençante.

« En se couchant, l'unique préoccupation de ces enfants est de savoir s'ils urineront au lit, ils s'endorment avec cette unique pensée. A leur réveil, leur premier mouvement est de tâter leurs draps, pour savoir s'ils les ont mouillés. Pendant la journée on les gronde, on les prive de dessert, quelquefois on les corrige encore plus sévèrement, si bien qu'en réalité jour et nuit ils sont sollicités à penser à leur vessie ; ce n'est pas une bonne condition pour diminuer la fréquence de ses contractions. » Nous reviendrons plus loin en un chapitre spécial sur l'incontinence nocturne de l'enfance, que nous rattacherons à la névrose urinaire, et nous examinerons les différentes explications qui ont été données de cette affection.

    b) *Pollakiurie psychopathique tardive.* — La pollakiurie psychopathique tardive survient le plus souvent à la suite d'affections des organes génito-urinaires et surtout de la blennorrhagie qui font verser les prédisposés héréditaires dans l'hypochondrie et les mauvaises habitudes de miction consécutives qui survivent à la guérison complète des lésions. La continence avec l'état congestif des organes génito-urinaires qui en découle, provoque aussi la pollakiurie. Celle-ci, suivant l'état nerveux du sujet, pourra subsister, malgré la disparition de la cause. L'abus du coït agira dans le même sens.

    Nous avons vu un malade (obs. 25) qui attribuait le début de ses fréquentes mictions à des excès d'onanisme, et chez d'autres malades nous avons recueilli le même aveu.

    c) *Pollakiurie psychopathique nocturne simple.* — Elle est niée par M. Guyon, qui, comme nous l'avons vu, donne comme grand caractère de la pollakiurie psychopathique d'être toujours exclusivement diurne. Janet et Corby croient à son existence. Elle serait relativement rare, du moins quand le sujet n'a pas d'insomnies, car autrement on rentre dans le cadre de la pollakurie diurne. Elle est créée par les préoccupations mictionnelles et les rêves se rapportant aux organes génito-urinaires. Les mauvaises habitudes de miction une fois prises entretiennent cette pollakiurie quelquefois indéfiniment, malgré la disparition complète de la cause. On peut attribuer deux formes à cette pollakiurie : 1° *une forme précoce* dans laquelle les malades sont obligés de se lever, deux à trois fois par nuit, dès leur plus tendre enfance; 2° *une forme tardive* qui remplace chez le malade l'incontinence nocturne et en constitue même une des formes de sa guérison les plus fréquentes.

    Très rarement la pollakiurie nocturne tardive peut succéder à des préoccupations vésico-pathologiques. La pollakiurie nocturne simple n'a donc aucun cachet spécial qui la différencie de la pollakiurie diurne qu'elle accompagne le plus souvent.

    La pollakiurie psychopathique est du reste rarement simple.

Elle s'accompagne presque toujours d'autres éléments de l'état névropathique que nous rangerons sous le nom de complications.

Complications. — a) *Complications génitales.* — D'après M. Guyon, près de la moitié des neurasthéniques urinaires présentent un appétit génésique diminué à des degrés divers. Dans 1/20 des cas, il y aurait de l'impuissance absolue. Souvent les érections sont incomplètes ou si elles se produisent et si le malade peut pratiquer le coït, il présente ce que Ultzmann a appelé l'aspermatisme, il y a absence d'éjaculation. Cet auteur ajoute que, dans ce cas, ces malades « présentent ordinairement plusieurs autres névroses des appareils soit génital, soit urinaire ». Ce sont des neurasthéniques génitaux déprimés, pratiquant rarement le coït. D'autres, moins nombreux, sont au contraire des excités au point de vue génésique et alors chez eux l'éjaculation est hâtive.

Elle peut se produire même en état d'érection incomplète. Ultzmann a signalé un cas de polyspermie. Il s'agissait d'un homme vigoureux qui éjaculait jusqu'à 15 grammes de sperme en une fois. « Il présentait, en outre, du cystospasme et diverses douleurs névralgiques. »

b) *Complications vésicales.* — Les complications vésicales sont également fréquentes : névralgie vésicale, rétention d'urine complète, incontinence d'urine.

Ces différentes complications feront l'objet de chapitres spéciaux, puisqu'elles rentrent dans la neurasthénie urinaire et que nous les avons rangées dans les *faux urinaires vésicaux.*

c) *Complications uréthrales.* — Quant aux complications uréthrales, nous avons vu combien le spasme de l'urèthre était fréquemment associé à la pollakiurie. Il n'y a donc pas lieu de nous y arrêter à nouveau.

Cette infinie variété de troubles génito-urinaires auxquels est en proie le neurasthénique urinaire, l'amènera fatalement à l'hypochondrie. De même que son attention, toujours fixée sur sa vessie ou ses organes génitaux, le conduira, à son insu, à l'habitude des mictions fréquentes, à la pollakiurie psychopathique.

Il est vrai que cette pollakiurie psychopathique ne se créera pas toujours d'emblée, mais pourra succéder assez souvent à une pollakiurie symptomatique. M. Albarran (1) en effet, dans une leçon sur les rétrécissements larges de l'urèthre, exprimait cette idée que dans la névropathie urinaire les cas seraient rares où l'appareil urinaire serait absolument intact. « Chez ces névropathes urinaires tout n'est pas psychique, il existe quelque chose, presque rien, dans certains cas, mais qui suffit à déterminer des sensations que le malade multiplie et exagère. »

Ce n'est assurément qu'après un examen approfondi et complet de tout l'appareil urinaire, en s'aidant de toutes les ressources actuelles de l'exploration soit vésicale (cystoscopie), soit uréthrale, qu'on admettra l'existence de la névropathie urinaire.

Néanmoins, la lésion organique guérie, les symptômes fonctionnels pourront persister chez un sujet prédisposé par suite de l'habitude et de l'attention que la maladie primitive a entretenues.

Insensiblement, la pollakiurie de symptomatique qu'elle était se transforme en pollakiurie idiopathique. Il ne faut pas oublier au surplus, comme le fait remarquer M. Guyon, que le sens de la génitalité, chez l'homme du moins, domine les autres. Aussi tout ce qui pourra faire supposer une atteinte quelconque de l'intégrité des organes sexuels portera-t-il rapidement l'homme à l'hypochondrie et à la pollakiurie psychopathique. « Il semble que dans le cours des générations, dit sir James Paget, la transmission du pouvoir intellectuel gagné par l'éducation a eu pour effet de l'abaisser ou de remplacer celui de l'instinct contrairement aux animaux même les plus changés par notre domesticité et qui coïtent aussi naturellement qu'ils mangent ou défèquent. De là vient que les désirs sexuels naissent et grandissent sans la connaissance de la manière de les satisfaire et cette connaissance entre

(1) ALBARRAN. Rétrécissements larges de l'urèthre. *Annales des maladies des org. génito-urin.*, octobre 1893,

dans l'esprit accompagnée d'erreurs, de fantaisies de choses à demi comprises qui deviennent pour quelques hommes des sources de malheur et de crainte et pour d'autres des sujets de tristesse et de surveillance hypochondriaque. »

Diagnostic. — Nous ne nous étendrons pas longuement sur le diagnostic de la pollakiurie psychopathique. Elle reposera, nous ne saurions trop le répéter, sur l'état névropathique du sujet, sur son hérédité nerveuse (incontinence nocturne infantile, convulsions de l'enfance, chorée, tics, etc.) ; sur l'apparition des mictions fréquentes à la suite d'émotions ou d'une blennorrhagie guérie ; sur le caractère presque exclusivement diurne de la fréquence des mictions (Guyon), la variabilité, la diversité de cette pollakiurie, sur les signes équivalents du spasme uréthral, sur les troubles génitaux concomitants, sur la tolérance de la vessie qui supporte facilement une injection de 200 à 300 grammes de liquide, alors qu'elle se vide le plus souvent pour moins de 100 grammes (capacité psychique de la vessie) (Janet) ; sur la quantité et la qualité des urines restées normales.

Ces signes de présomption seront confirmés par l'absence de lésions des organes génito-urinaires.

Ces lésions, en effet, qui peuvent donner lieu à de la pollakiurie sont des plus nombreuses. Nous les énumérerons, ne nous arrêtant que sur les principales.

Pollakiurie symptomatique. — a) *Malformations congénitales.* — La pollakiurie symptomatique pourra tenir à des malformations congénitales liées au phimosis, à l'étroitesse congénitale du méat, l'hypospadias, l'épispadias, autant de lésions qu'il suffira de traiter pour faire disparaître la pollakiurie et les autres manifestations de la névrose urinaire.

b) *Excitations réflexes uréthrales ou para-uréthrales.* — Elle pourra être consécutive à des excitations réflexes uréthrales ou para-uréthrales. Celle qui sera due à une uréthrite ancienne se révèlera par l'examen macroscopique et microscopique des filaments qu'on trouvera dans l'urine du premier jet.

La pollakiurie qui sera liée au rétrécissement de l'urèthre sera à la fois diurne et nocturne, pourra s'accompagner d'incontinence par regorgement.

L'hypertrophie de la prostate se manifestera par de la pollakiurie, mais celle-ci sera exclusivement nocturne. C'est, comme on le sait, la caractéristique de l'hypertrophie prostatique.

Toutes les causes d'excitation siégeant sur la verge ou les organes génitaux externes, pourront produire par voie réflexe de la pollakiurie, qu'il s'agisse de balanite, d'herpès du prépuce ou du fourreau de la verge, d'eczéma des bourses, de fissures à l'anus, d'érysthrasma, d'hémorrhoïdes, oxyures, ascarides, constipation opiniâtre.

Les lésions du rein (mal de Bright) compteront au nombre de leurs symptômes, la pollakiurie sur laquelle Dieulafoy a insisté et qu'il a classée parmi les petits accidents du brightisme. La dyspepsie qui est, il est vrai, si fréquente dans la neurasthénie, pourra donner lieu à une pollakiurie en quelque sorte symptomatique, comme certains auteurs l'ont incriminé.

c) *Affections utérines.* — Chez la femme, on sait quelles relations physiologiques et pathologiques il existe entre l'appareil génital et l'appareil urinaire. Avec Legueu (1), on peut reconnaître trois modes d'influences de l'utérus sur l'appareil urinaire : 1° des influences dynamiques ou réflexes ; 2° des influences mécaniques ; 3° des influences d'infection. Les premières peuvent se manifester à l'état physiologique. Guyon a maintes fois insisté sur la réaction vésicale consécutive aux congestions actives de la menstruation, ou passives de la ménopause.

La grossesse, dans ses premières phases, déterminera, tout comme la congestion menstruelle, un retentissement sur la vessie qui se traduira par la fréquence des mictions, troubles vésicaux d'ordre réflexe, puisqu'ils apparaîtront dès les premières semaines

(1) LEGUEU. Relations pathologiques entre l'appareil génital et l'appareil urinaire chez la femme. *Annales maladies des organes génito-urinaires,* juillet 1897.

alors que l'utérus n'est pas assez volumineux pour comprimer la vessie.

Benedikt (1) signale la défloration et la grossesse comme causes de la « strangurie » ou envies fréquentes d'uriner. Il a même vu un cas où il fallut provoquer plusieurs fois l'avortement, tellement le malade était incommodé par la strangurie.

Les maladies de l'utérus auront-elles bien plus encore et à plus forte raison une influence sur l'appareil urinaire ; soit pour produire de la pollakiurie et des douleurs vésicales, soit de la rétention ou de l'incontinence d'urine.

Nous n'insisterons ici que sur la pollakiurie symptomatique des affections utérines. Elle est souvent associée à la dysurie provoquée par les métrites, surtout les métrites accompagnées de déviations et plus spécialement par les salpingo-ovarites. Dans les prolapsus génitaux, surtout au début, dans la cystocèle, on observe souvent la fréquence des mictions associée ou non à des douleurs vésicales.

Aussi, avant d'admettre chez une femme, même à antécédents névropathiques ou neurasthéniques, l'existence d'une pollakiurie psychopathique, faudra-t-il examiner les organes génitaux, rechercher tout particulièrement le prolapsus vaginal au début (2).

Civiale (3) avait signalé la coïncidence assez fréquente de l'abaissement du col utérin et de la névralgie du col vésical et son expérience, dit-il, lui a prouvé que la seconde affection en devient plus opiniâtre. Chez les femmes, ajoute-t-il, les névralgies du col vésical sont souvent les conséquences des maladies du col de la matrice avec lesquelles on les confond. M. Guyon a fait remarquer que la pollakiurie peut se rencontrer chez la femme à un certain âge comme chez l'homme qui est prostatique, on trouve alors de l'artériosclérose de la vessie. Celle-ci ne se vide pas complètement par suite de son manque de contractilité.

(1) BENEDIKT. *Internationale klinische Rundschau.* Vienne, fév. 1890, nᵒ 5.
(2) COMAR. *Des troubles urinaires dans le prolapsus vagino-utérin.* Thèse Paris, 1895.
(3) *Loco citato,* p. 62.

Les tumeurs utérines (fibromes) auront plus rarement un retentissement sur la vessie. Elles pourront agir par une influence congestive ou dynamique ou mécanique (tumeurs abdominales, kystes de l'ovaire).

Les pollakiuries, liées à un état purement congestif de la paroi vésicale développé *in situ*, ou par propagation de l'inflammation des organes voisins, pourront souvent être d'un diagnostic difficile avec les pollakiuries purement nerveuses.

Cette difficulté a été mise en lumière par les travaux de Zuckerkandl (1) et Dacheux (2), qui ont montré la fréquence des pollakiuries chez les femmes atteintes de troubles génitaux quelconques et qui les ont attribués à une zone d'hyperhémie localisée en général au bas-fond vésical ou le voisinage du col et due à la propagation de l'inflammation des organes génitaux malades. Ce processus morbide peut exister et nécessitera pour être reconnu l'usage du cystoscope.

d) *Composition anormale de l'urine.* — La pollakiurie peut encore tenir à la composition anormale de l'urine, soit que la quantité d'eau en soit augmentée, dans ce cas elle est associée à la polyurie, comme dans l'hystérie, soit que la quantité des sels en soit accrue (urates, oxalates), comme dans la dyscrasie goutteuse.

Thompson (3) dit que la pollakiurie peut survenir dans toutes les conditions morbides qui altèrent la composition de l'urine avant son arrivée dans la vessie. « Des urines pâles et aqueuses sont souvent regardées comme non irritantes ; c'est le contraire qui est vrai ; ces urines sont en général mal tolérées par la vessie. En fait la vessie n'est jamais aussi à l'aise que lorsque l'urine qu'elle renferme est d'un poids spécifique moyen ou supérieur à la moyenne.

(1) ZUCKERKANDL. Ueber ein Form der irritablen Blase beim Weibe. *Wiener med. Presse*, nᵒˢ 20 et 21, 1894.

(2) DACHEUX. *Sur la vessie irritable chez la femme. Cystopathie hyperhémique.* Thèse Paris, 1894.

(3) THOMPSON. *Leçons cliniques sur les maladies des voies urinaires.* Traduct. JAMIN, 1889.

Certaines personnes nerveuses, les hystériques entr'autres, ont l'urine presque aussi claire que l'eau pure et leur vessie est toujours plus ou moins incommodée. »

Harrison et Dyce Duckworth ont constaté une augmentation de la fréquence des mictions pendant les attaques de goutte.

Oscar Kraus (1) (de Carlsbad) a décrit une pollakiurie qu'il appelle urique. Elle serait due à l'irritation chimique et chimico-mécanique produite par les nombreux cristaux d'acide urique dont l'urine de ses malades était chargée, pollakiurie très intense constituant à elle seule toute la gêne dont les malades se plaignaient et qui disparut en même temps que l'acide urique. L'auteur cite à l'appui de son opinion les observations de trois malades, l'un qui avait eu, il est vrai, quelque temps auparavant, une cystite dont on ne retrouvait plus les vestiges, l'autre qui avait une prostate moyennement grosse, le troisième, neurasthénique mais sans aucune lésion de l'appareil urinaire, tous trois atteints d'une pollakiurie intense que la cure de Carlsbad dissipa.

Il arrive aux conclusions suivantes : « Dans les diverses circonstances où la sensibilité de la vessie est augmentée et spécialement dans la neurasthénie générale, dans les modifications prostatiques du fond de la vessie, ou bien après les processus inflammatoires de la vessie, une abondante élimination d'acide urique peut engendrer la pollakiurie, laquelle peut arriver à une intensité insupportable. Lorsque l'élimination d'acide urique est enrayée (par l'emploi par exemple des eaux minérales alcalines) la pollakiurie disparaît pour revenir dès que les sédiments urinaires contiennent de nouveau des cristaux d'acide urique. »

L'excès de carbonates dans les urines comme chez des individus sains qui ont absorbé de grandes quantités d'eaux minérales contenant de l'acide carbonique, peut donner lieu également à une pollakiurie aiguë et passagère. L'oxalurie simple également produira de la pollakiurie seule ou associée à de la cuisson, de la

(1) OSCAR KRAUS. La pollakiurie urique. *Annales des maladies des organes génito-urinaires*, décembre 1897, février et mars 1898.

brûlure dans tout le canal uréthral (fausse uréthrite). Si avec la fréquence des mictions il y a des modifications du jet, dans son calibre, sa continuité ou de la rétention ou de l'incontinence d'urine, le malade pourra être pris pour un calculeux vésical. L'irritabilité de la vessie pourra seule ou associée à des hématuries se rencontrer dans l'oxalurie (Boursier) (1).

En somme, toutes les modifications de composition de l'urine (acidité ou alcalinité exagérées) sucre, sang, pus (comme dans la cystite, pyélite ou pyélonéphrite) pourront donner lieu à de la pollakiurie symptomatique.

e) *Ingestions alimentaires ou médicaments*. — C'est encore à l'action chimique de l'urine que tiendra la pollakiurie survenant à la suite de l'ingestion de certains aliments, boissons on médicaments.

Mosso et Pellacani (2) d'une part et Gant (3) de l'autre essaient d'expliquer cette pollakiurie digestive par une sorte d'irritabilité spéciale de la vessie provenant de la richesse plus grande de l'urine en sels pendant la digestion.

« Winckel (4) admet que certaines formes de vessie irritable observées à la suite d'absorption d'une bière trop jeune ou d'un vin aigrelet, etc., sont imputables à l'action chimique qui s'exerce dans ces cas sur les extrémités nerveuses de la muqueuse vésicale et qui entraîne une hyperhémie consécutive de cette dernière. L'explication de Winckel doit être vraie dans beaucoup de cas, mais il y a cependant des cas où le besoin d'uriner se manifeste si rapidement après l'ingestion des boissons citées, qu'il paraît impossible d'expliquer ce fait comme consécutif à une action réflexe ayant son point de départ ailleurs que dans l'estomac. Quoi qu'il en soit, d'ailleurs, la possibilité de l'excitation des nerfs de la

(1) BOURSIER (de Contrexéville). Oxalurie et gravelle oxalique. *Annales Société d'hydrologie médicale de Paris*, 1894.

(2) *Archives italiennes de biologie*, t. I, 1882.

(3) *Irritable bladder*. Londres, 1892.

(4) WINCKEL, d'après OSCAR KRAUS. *Annales mal. org. génito-urin.*, février 1898.

vessie par une influence chimique est hors de contestation et la pratique journalière nous en fournit à chaque instant des preuves irréfutables. »

f) *Pollakiurie par irritation mécanique ou congestive.* — Nous n'insisterons pas sur la pollakiurie symptomatique d'affections vésicales (calcul vésical, corps étranger, cystites). Nous avons vu combien la pollakiurie psychopathique peut rappeler surtout le calcul vésical avec lequel elle a de commun la fréquence des mictions diurnes, « les calculeux étant guéris la nuit » (Guyon).

Les pollakiuries par irritation mécanique de la vessie se rencontrent à la suite des cathétérismes, des explorations vésicales et persistent plus ou moins longtemps après l'opération suivant l'état nerveux du sujet. La pollakiurie des calculeux et des corps étrangers peut être rangée dans cette catégorie.

g) *Maladies de la moelle.* — Il nous reste à signaler la pollakiurie qui se rencontre dans les maladies de la moelle (myélites diverses, paralysie générale et surtout l'ataxie). La pollakiurie tabétique aurait été, en effet, rencontrée par Fournier 15 fois environ sur 98 ataxiques urinaires vésicaux.

Disons de suite avec Janet, que le grand caractère des troubles vésicaux tabétiques c'est la douleur, la crise vésicale tandis que la douleur des psychopathes, quand elle existe, est sourde et continue.

Pronostic. — La marche et la durée de la pollakiurie psychopathique seront variables; elle pourra être persistante ou passagère.

Le pronostic sera soumis au terrain plus ou moins imprégné de névropathie et dépendra de l'efficacité du traitement.

Traitement. — Le traitement sera en premier lieu et avant tout d'ordre général. A une affection purement psychique, il faut un traitement psychique. Il ne saurait y avoir une thérapeuthique uniforme. On instituera donc le traitement de la neurasthénie générale suivant que celle-ci dominera plus ou moins le tableau symptomatique. Nous n'insisterons ici que sur le traitement local, qui nous paraît d'un très grand intérêt pratique.

« Le meilleur moyen d'améliorer les psychopathes urinaires consistera à leur faire oublier leurs maux le plus possible et à détacher leur pensée de leur vessie. La cocaïne, en calmant un instant leurs douleurs, pourra remplir assez bien ce but, mais la pierre d'achoppement sera l'hypochondrie. »

Janet avait obtenu d'assez bons résultats dans son premier travail (1) des injections uréthrales de cocaïne d'après la formule suivante :

> Chlorhydrate de cocaïne........ 2 à 5 gram.
> Glycérine....................... 20   —
> Eau distillée 30   —

Voici les conclusions auxquelles il arrivait : « Ceux qui sont atteints de ce trouble névropathique, dit-il, essayent de tout, mais ne sont contents de rien ; bien plus, ils attribuent toujours au traitement qu'ils ont suivi quelque nouvelle aggravation de leur mal... Ce mal étant purement psychique, c'est sur l'imagination seule qu'il faudrait agir ; or le malade ne veut entendre parler que de traitement local. Il suffirait de lui dire la vérité sur son affection et de lui affirmer que ces accidents n'ont d'autre cause que le mauvais usage qu'il fait de son attention, pour le voir aussitôt s'enfuir pour toujours, furieux contre vous et très peu édifié sur la profondeur de votre savoir. Il faut donc se laisser un peu conduire par ces malades, ne pas les brusquer, faire semblant d'accepter leurs hypothèses (on ne gagnerait rien à lutter contre elles), et même se résigner à faire un traitement local, pour gagner leur confiance et essayer à la longue d'améliorer leur état.

Les médicaments internes quels qu'ils soient ne remplissent pas le but, car ils n'ont pas une action curative assez évidente. Le malade après avoir avalé sa potion ou sa pilule, épie avec une attention soutenue l'arrivée du bien-être qu'elles doivent lui pro-

(1) Thèse Paris, 1890.

curer. Le plus souvent son attente est vaine et même la concentration de sa pensée sur sa vessie, pendant ce laps de temps, ne fait qu'aggraver les symptômes existants. Il nous a donc semblé, conclut le Dr Janet, que le meilleur procédé de soigner ces malades était de leur cocaïniser l'urèthre et en particulier le point le plus sensible de ce canal : la portion membraneuse. Par ce procédé, on est absolument sûr d'obtenir un soulagement momentané facilement perceptible pour le malade. Celui-ci s'aperçoit immédiatement après l'instillation de cocaïne qu'il souffre moins. Le peu de temps que dure cette amélioration il vous en est reconnaissant, d'autant plus qu'elle est obtenue par un moyen qui agit discrètement sur le mal, sur la fameuse plaie, sur les boutons qu'il croit avoir dans le canal et qu'il s'agit de « cicatriser », comme il dit. Par ce petit procédé anodin, on gagne ainsi la confiance de l'hypochondriaque, et ce n'est pas un faible titre de gloire car il n'en est pas prodigue. » On soumet ainsi le malade à des instillations de cocaïne régulières et on lui rend, sinon la guérison définitive, du moins le calme et le repos. Malgré ce plaidoyer enthousiaste, il faut croire que ces instillations ne doivent pas lui avoir donné de résultats définitifs, puisque plus tard Janet devait préconiser un traitement plus actif. Mais dans l'intervalle, M. Guiard (1) rappelait l'observation typique de quatre malades qui avaient été guéris par la retenue volontaire de l'urine. Voici du reste comment il s'exprime : « Au point de vue thérapeutique, mes observations démontrent que la pollakiurie psychopathique est justiciable d'un traitement qui a l'avantage d'être non seulement rationnel et méthodique, mais surtout d'une efficacité des plus remarquables. Les instillations de cocaïne préconisées par le Dr Janet ne répondent pas à une indication précise, d'abord parce que la sensibilité de la muqueuse du canal n'est pas en cause, et ensuite parce que l'action de la cocaïne est éminemment temporaire et ne saurait laisser après elle une modification durable des

(1) GUIARD. De la pollakiurie psychopathique et de son traitement. *Annales mal. org. génito-urin.*, avril 1891.

tissus, comme celle que produit par exemple le nitrate d'argent. Je pense qu'il faut combattre ce trouble purement imaginaire en s'adressant aussi vivement que possible à l'imagination, à la raison du malade. Il faut d'abord lui démontrer que sa vessie peut recevoir sans difficulté une injection de 3 à 400 grammes d'une solution d'acide borique. La sonde étant retirée, on demande au malade de conserver quelques instants dans sa vessie le liquide injecté, en se tenant debout ou en se promenant. Il constate que cela est possible et même facile. Or, comme la quantité d'urine émise en vingt-quatre heures ne dépasse guère 1,200 à 1,500 grammes et qu'il peut aisément s'en assurer sur lui-même, il arrive aussitôt à la conclusion qui s'impose, c'est-à-dire que quatre ou cinq mictions en vingt-quatre heures pourront largement suffire.

Cette démonstration une fois faite, on formule comme unique prescription le conseil de se retenir au moins quatre heures pour commencer et plus tard cinq à six heures. » Trousseau (1) qui n'avait pas, il est vrai, constaté les relations de la pollakiurie avec l'incontinence d'urine, engageait déjà les malades atteints d'incontinence nocturne d'urine, « à prendre l'habitude de résister aussi longtemps que possible aux besoins d'uriner lorsqu'ils l'éprouvent dans la journée ». Ce conseil ne s'applique exclusivement qu'au pollakiuriques psychopatiques. Il faudrait bien se garder d'engager les malades qui ont la cystite ou aux prostatiques de résister aux besoins d'uriner.

La retenue volontaire et prolongée de l'urine ne saurait donc s'appliquer indistinctement à toutes les vessies intolérantes.

Un an plus tard Guiard (2) citait un cas de guérison par ce même procédé. Il rapporte l'histoire d'un prêtre, âgé de 29 ans, nerveux, qui présentait des envies fréquentes d'uriner sans trouble habituel de l'urine ni douleur à la miction. Il n'y avait aucune trace de cystite ni uréthrite profonde ni tuberculose génito-urinaire, ni

---

(1) *Cliniques,* t. II, p. 769.

(2) GUIARD. Note sur un cas de pollakiurie psychopathique. *Annales des maladies génito-urinaires,* 1892.

mal de Bright ni diabète, il s'agissait bien d'une pollakiurie psychopathique. Il prescrivit dans ce cas, comme dans les précédents,
pour unique traitement de lutter contre le besoin d'uriner et
d'attendre chaque fois au moins quatre heures avant de le satisfaire. Le malade guérit.

Il conseille pour mesurer la sensibilité de la vessie à la distension de pratiquer le cathétérisme puis d'injecter dans la vessie
autant de liquide qu'elle peut contenir (de 200 à 400 grammes
environ). Il croit pouvoir admettre qu'une vessie qui reçoit facilement 200 grammes n'est ni physiologiquement ni anatomiquement
réduite dans sa capacité.

« Tout malade, conclut Guiard, atteint de pollakiurie sans
troubles des urines, sans douleurs, sans albuminurie, sans diabète
et dans la vessie duquel on peut injecter 200 grammes de liquide et
au-dessus, est un psychopathe, et il suffit pour le guérir de lui imposer une attente d'au moins quatre heures après chaque miction.

Malécot cite également le cas d'un prostatique névropathe présentant de la pollakiurie intense qui céda à un cathétérisme pratiqué toutes les quatre heures seulement, alors qu'auparavant il
voulait être sondé à chaque instant.

En 1895, Janet (1) préconise pour le traitement des pollakiuries nerveuses la dilatation progressive de la vessie. Pour ce faire,
on introduit une sonde dans la vessie, on l'évacue, on fait un lavage
à l'eau boriquée. On injecte ensuite la quantité d'eau boriquée
tiède nécessaire pour provoquer l'envie de pisser. On retire la sonde,
et on recommande au malade de ne pas uriner pendant le plus
longtemps possible. On fait d'abord une séance tous les jours, puis
une fois par semaine jusqu'à la suppression totale et la guérison.
Il donne à l'appui quelques observations que nous résumons plus
loin.

Collignon (2) a rapporté deux cas de guérison de pollakiurie

---

(1) JANET. Traitement des pollakiuries nerveuses par la dilatation progressive
de la vessie. *Annales des maladies des organes génito-urin.*, 1895.
(2) COLLIGNON. *Union médicale du Nord-Est*, 30 mai 1896.

E.   5

chez des psychopathes atteints de ce véritable « tic vésical », par l'usage de la bicyclette.

Benedikt (1) avoue que la « strangurie » ou l'envie fréquente d'uriner est difficile à guérir. Il préconise le traitement électrique local, tout en reconnaissant que l'influence psychique peut donner la guérison, en excitant le malade à surmonter l'envie d'uriner. Il ne croit pas à l'effet curatif de l'hypnose, mais il avoue qu'il reste encore à chercher le traitement spécifique de cette maladie.

Nous pensons que la suggestion doit jouer le plus grand rôle dans une affection qui est de nature psychique. Que de malades sont devenus des neurasthéniques urinaires, des pollakiuriques, se sont crus atteints de cystites, par exemple, parce qu'ils ont vu, atteints de ces mêmes symptômes dus à des lésions organiques, des parents ou des amis. A leur insu et insensiblement, ils se sont fait propres les phénomènes auxquels ils ont assisté chez de vrais urinaires.

C'est pourquoi nous avons eu l'idée de soumettre à l'influence des rayons X quelques malades manifestement névropathes atteints de pollakiurie psychopathique. Nous y avons été engagé, sinon par des succès absolus, du moins par des améliorations très notables que nous avons observées chez des sujets atteints d'incontinence nocturne d'urine depuis leur enfance ou des années qui avait résisté à tous les traitements antérieurs. Nous avons vu dans ces rayons de Röntgen, se projetant dans une chambre noire avec leur bruit caractéristique et l'éclat de leur lumière, un moyen puissant de suggestion à l'état de veille. Nous sommes convaincu que les améliorations notables qu'on a signalées à la suite de l'application de l'électricité locale, ont été l'effet de la suggestion à laquelle sont si sensibles les névropathes. On retrouvera, à la fin de ce travail, les observations de malades atteints de neurasthénie urinaire plus ou moins complexe, traités par les rayons de Röntgen; quelques-uns guéris, d'autres très améliorés.

(1) BENEDIKT. *Internationale klinische Rundschau.* Vienne, février 1890, n° 7.

Le malade de l'observation 64, présentant le type de l'hypochondriaque, a été, à la suite de neuf séances de rayons X, très amélioré. Il urinait beaucoup mieux et moins souvent. La femme de l'observation 37, qui urinait toutes les demi-heures le jour et cinq à six fois la nuit, n'arrivait, au bout de six séances de rayons X, qu'à uriner toutes les deux heures et deux à trois fois la nuit. Nous avons vu, par contre, un malade (observ. 22), hypochondriaque névropathe, impressionnable, qui urinait vingt fois le jour seulement (pollakiurie diurne), ne pas être notablement amélioré ; il est vrai qu'il n'a subi que quatre séances.

Si nous indiquons ce moyen de traitement par les rayons X, c'est comme moyen puissant de suggestion qui pourrait être utilisé dans le traitement de la neurasthénie générale et la grande névrose.

§ 2. — Cystalgie. Vessie irritable. — Névralgies vésicales.

Nous venons d'étudier une des manifestations souvent isolées de la neurasthénie vésicale, la pollakiurie psychopathique sur laquelle nous nous sommes étendu avec complaisance parce qu'elle nous a paru offrir un intérêt tout particulier.

Mais ce trouble fonctionnel peut être, associé à d'autres symptômes du même ordre tels que la douleur constituant ce que les auteurs anglais ont appelé la vessie irritable (Irritable bladder) ou les névralgies vésicales étudiées par Hartmann (1).

Il est vrai que ces névralgies vésicales ne rentrent qu'accessoirement dans notre sujet, car le plus souvent elles sont accompagnées de lésions vésicales ou périvésicales, et sont de ce fait symptomatiques. Les sujets qui s'en plaignent ne sont pas de faux urinaires au sens que nous l'entendons, puisqu'il existe des lésions de l'appareil urinaire.

Le pollakiurie névropathique peut être également associée ou

(1) HARTMANN (H.). *Des névralgies vésicales.* Paris. G. Steinheil, 1889.

suivie soit de rétention d'urine nerveuse, soit d'incontinence d'urine dite essentielle, l'incontinence-névrose ; ce sont ces différentes réactions fonctionnelles ou physiques de la vessie que nous allons envisager.

Civiale (1) s'était très étendu « sur les affections nerveuses du col de la vessie» ; c'est le titre même dont il se sert. Dans le tableau qu'il donne de ce qu'il appelle « les sympathies du col de la vessie» on retrouve très nettement les symptômes de la neurasthénie urinaire. Il signale « l'atonie de la vessie qui devient souvent une complication fort grave des névralgies du col vésical, mais qu'on peut considérer dans certains cas comme une simple coïncidence, puisqu'elle paraît se développer ou du moins s'accroître d'une manière notable en même temps que les accidents nerveux».

Voici du reste comment Civiale décrivait la symptomalogie de la névralgie du col de la vessie (vessie irritable des auteurs modernes) : « Ce sont des besoins fréquents d'uriner et une sensation de malaise, d'inquiétude plutôt que de véritables douleurs quand le malade veut les satisfaire, cette sensation d'embarras, de gêne, de fatigue a son siège spécial au pubis, au périnée, au scrotum. « Quelquefois un peu de démangeaison se fait sentir dans l'urèthre. En général, cet état dure peu, soit qù'on l'abandonne à lui-même, soit qu'on prescrive quelques adoucissants mais les mêmes symptômes reparaissent à une époque plus ou moins éloignée ; car c'est un caractère commun à plusieurs maladies de l'appareil urinaire que d'affecter au début une intermittence très prononcée ; on dirait même quelquefois une sorte de périodicité dans la manifestation de leurs symptômes. Après un certain nombre de ces réapparitions de phénomènes morbides, le malade s'aperçoit que son état s'aggrave, que les crises deviennent plus longues et plus rapprochées, que les sensations prennent une nuance plus douloureuse, qu'elles s'étendent vers l'hypogastre, l'ombilic, les reins, la partie interne des cuisses et même jusqu'à la plante des pieds, mais leur

---

(1) CIVIALE. *Loco citato*, t. II, p. 15.

principal siège est toujours au pubis et au sacrum. Quant à la fréquence des besoins d'uriner et à la difficulté de les satisfaire, il y a presque autant de variétés que d'individus. A ces caractères un praticien exercé reconnaît une névralgie simple du col de la vessie. S'il conserve des doutes, il a recours au procédé d'exclusion ».

Comme le dit Hartmann (1), les différents troubles vésicaux sont si souvent liés les uns aux autres qu'il est impossible de ne décrire que la névralgie vésicale pure, isolée de tout phénomène musculaire concomitant. Quand les phénomènes musculaires siègent sur le corps de la vessie, nous avons affaire à de la pollakiürie psychopathique, quand ils siègent sur le col ils produisent de la contracture de l'appareil sphinctérien de la vessie qui se traduit non par des douleurs mais par des troubles de l'émission de l'urine. Il peut y avoir contracture sans douleur et réciproquement.

Vessie irritable (Irritable bladder. — Reizbar Blase). — Cette désignation due aux auteurs anglais a été diversement interprétée. Fürbringer (2) reconnaît que le type morbide qui est la combinaison du spasme de la vessie (cystospasme, fréquence des mictions) et des troubles sensitifs (douleurs, ténesme vésical, névralgie pure de la vessie (cystalgie) doit être considéré comme un phénomène du catarrhe de la vessie et non comme une névrose indépendante de l'inflammation locale. Le spasme de la vessie tel qu'il le comprend constituerait le symptôme prédominant de la vessie irritable caractérisée par la fréquence des mictions, le besoin impérieux tous les quarts ou demi-heures, de l'expulsion de l'urine, avec jet petit, goutte à goutte (dysurie spasmodique) accompagnée d'autres spasmes (bégaiement urinaire de Paget) ou d'incontinence d'urine (énurésie spasmodique). Les urines ne contiendraient aucun élément morphologique anormal, souvent elles seraient de couleur pâle, d'un poids spécifique normal (urines spasmodiques),

(1) *Loco citato.*
(2) FÜRBRINGER. *Traité des Mal. des org. génit.-urin.*, 1898, par HARTMANN. Paris, 1892.

quelquefois elles seraient abondantes, alcalines, troubles à l'émission par précipitation des phosphates terreux.

Hartmann (1) a décrit cette irritabilité vésicale idiopatique, qui se développe surtout chez l'homme à l'âge adulte qui est souvent précédée d'incontinence nocturne d'urine de l'enfance, de spermatorrhée, de migraines, de névralgies variées, de troubles dyspeptiques et des manifestations de l'arthritisme. Somme toute ce n'est autre que la pollakiurie psychopathique.

La vessie irritable n'existe pas en tant que cystalgie idiopathique pas plus que les névralgies essentielles du col de la vessie. Tout ce qui a été décrit sous ce nom a été confondu soit avec la pollakiurie psychopathique et les phénomènes spasmodiques qui l'accompagnent le plus souvent sur lequel nous nous sommes étendu, soit avec des phénomènes de cystalgies symptomatique.

Preyer a montré que dans beauconp de cas dits de « Vessie irritable » l'on trouve des modifications anatomiques du col de la vessie et de l'urèthre postérieur. Gatterbock et Winckel avaient déjà affirmé que dans beaucoup de cas de soi-disant vessie irritable il y avait des états hyperhémiques de la muqueuse vésicale surtout chez les femmes. Nous avons déjà vu que Zuckerkandl avait pu démontrer le bien-fondé de ces affirmations par des examens cystoscopiques. Il reconnaît l'existence de la pollakiurie idiopathique ou de « nervous bladder » mais il ajoute que chez la femme surtout il faudra pratiquer un examen complet avant de l'admettre. Car dans plusieurs cas de vessie irritable chez la femme, il a trouvé une hyperhémie du bas-fond de la vessie et de la portion postérieure de l'urèthre.

Dacheux, comme nous l'avons vu également, insiste sur la cystopathie hyperhémique, tout en admettant néanmoins la psychopathie urinaire. Il est permis de penser, qu'avec les données de plus en plus précises que donne la cystoscopie et l'examen plus complet de l'appareil urinaire, le champ de la psychopathie urinaire se restreindra. Mais même dans ces cas de pollakiurie symptomati-

(1) *Loco citato.*

que ; on peut admettre, que les causes de l'hyperhémie ou autres disparaissant la pollakiurie persiste du fait des habitudes acquises de mictions fréquentes suivant la théorie de Janet et du terrain névropathique. Ne pourrait-on pas encore émettre l'hypothèse inverse que l'hyperhémie dans les cas de pollakiurie intense est secondaire et consécutive à la fréquence exagérée des contractions vésicales ? Certains auteurs enfin n'ont-ils pas une tendance, en se basant sur le grand nombre de tabétiques qu'ils ont observé, à ramener tous ces cas de pollakiurie psychopathique à des troubles préataxiques.

Il est certain qu'avant de se prononcer sur l'existence de la neurasthénie urinaire, il faudra rechercher minutieusement le tabes. Du reste pourquoi n'y aurait-il pas dans la symptomatologie urinaire, la même identité de symptômes entre les affections organiques et les névroses ?

Nous signalerons comme facteur étiologique curieux d'irritabilité vésicale le cas de White (1). Il relate l'observation d'un mécanicien qui avait des envies fréquentes d'uriner suivies d'incontinence sans lésions, ni de la vessie ni de l'urèthre (absence de rétrécissement) et qui ne pouvaient être attribuées par exclusion qu'aux vibrations incessantes de la machine transmises directement à la portion périnéale de l'urèthre par ce fait que le mécanicien était assis à califourchon sur un siège dur et étroit et qui fut guéri tout simplement par un coussin rembourré.

Guinon (2), qui a étudié les névroses urinaires de l'enfance, décrit les spasmes de la vessie (Bokaï).

1° *Chez le nouveau-né.* « Le cystospasmus blasenkrampf » de Bokaï est une contraction spasmodique illogique de la vessie portant à la fois sur le corps et le col, c'est une colique avec ténesme, mais dans laquelle le ténesme est le plus fort, puisqu'il empêche l'évacuation. Dans ce cas, la première miction se fait longtemps

(1) WHITE. *Remarks on the vesico-urethral erethism peculiar to locomotive engineers.*
(2) L. GUINON. *De quelques troubles urinaires de l'enfance.* Th de Paris, 1890.

attendre (2 à 3 jours), l'enfant manifeste par des cris répétés, de l'agitation continuelle, des flexions brusques des cuisses sur le ventre, les douleurs qu'il éprouve, puis survient une miction pénible, douloureuse, abondante, qui met fin à tous les phénomènes. « Il n'y a donc pas de rétention d'urine mais seulement difficulté d'évacuation ». L'urine émise est fortement colorée et laisse déposer sur le prépuce une poudre jaune d'acide urique. Le diagnostic de ces coliques vésicales résulte de l'examen négatif des orifices de l'urèthre et du rectum qui doit toujours suivre la naissance. L'injection d'eau sucrée tiède, un lavement et les bains chauds auront rapidement raison du malaise.

2° *Chez les enfants au-dessus de deux ans*, l'irritation vésicale résulte de l'abondance des urates. Les signes sont plus nets que chez le nouveau-né, on observera de la douleur au moment des mictions.

3° *Chez les enfants plus âgés*, on constatera de la pollakiurie non douloureuse.

Ce sont surtout ces phénomènes d'irritabilité vésicale de cystalgie qui simuleront le plus les cystites. C'est donc avec cette affection qu'il faudra faire le diagnostic. Nous nous sommes déjà suffisamment étendu à propos de la pollakiurie psychopathique sur le diagnostic pour que nous n'y insistions pas à nouveau. Nous ne nous étendrons pas davantage sur le diagnostic avec les crises vésicales ataxiques.

Nous reviendrons en effet plus loin sur les manifestations vésicales du tabes, pour en faire le diagnostic avec toutes les manifestations de la neurasthénie urinaire qu'il nous reste encore à étudier. Nous avons vu que le trouble des urines pouvait inquiéter les malades au point de leur faire croire à une uréthrite. Le plus souvent, il est vrai, ce trouble des urines, isolé ou associé à la fréquence des mictions, fera penser à une cystite et les exemples sont nombreux de malades qui ont été traités pour une cystite alors qu'ils n'avaient que de la phosphaturie et de la pollakiurie psychopathique. Il ne s'agissait que de fausse cystite. La présence de phosphates, dit Curtis (1), qui produit le trouble des urines et aussi les sédiments blanchâtres, qui, à l'œil nu, peuvent faire croire à du pus, tous ces symptômes familiers peuvent être pris, pas mal de fois *faussement* pour une cystite ou des maladies rénales. Notre maître, M. Bazy (2), rapportait dernièrement l'histoire d'un de ses anciens camarades d'internat, médecin instruit, intelligent, qui accourt chez lui en disant qu'il a de la cystite et ce, parce qu'il a l'urine trouble, ce qui tenait tout simplement à des phosphates. Ces fausses cystites induiront d'autant plus en erreur qu'on pourra les observer chez des sujets ayant déjà eu de la cystite. Elles pourront être prises soit pour un retour offensif du mal soit pour une recrudescence de ce mal. M. Bazy a observé un fait de ce genre, il y a cinq ans, chez un jeune homme qui avait eu antérieurement une cystite. Le malade en connaissait les symptômes et en particulier l'aspect blanchâtre que prennent les dernières gouttes d'urine.

Un jour, le malade se présente effrayé de ce que les dernières gouttes d'urine, à chaque miction, étaient tout à fait blanches et épaisses ; le tout sans douleur et sans fréquence de mictions. L'aspect crayeux blanc qu'avaient les dernières gouttes était en effet très marqué mais ce trouble disparut avec l'acide nitrique. Une femme nerveuse, que M. Bazy eut l'occasion de sonder, avait également les dernières gouttes qui s'écoulèrent absolument blanches et crayeuses. Il n'y avait pas cependant dé cystite. Un autre malade de M. Bazy excrétait des sels en si grande abondance qu'il avait remarqué que, quand les dernières gouttes d'urine tombaient sur ses chaussures, elles les tachaient comme si on y avait laissé tomber du plâtre. Il portait effectivement dans un flacon de l'urine qui renfermait un dépôt énorme de plusieurs grammes.

Un autre cas de fausse cystite est celui d'une femme adressée à M. Bazy, du Puy-de-Dôme, qui se plaignait d'envies fréquentes d'uriner, de douleurs du côté de la vessie et du bas-ventre, de douleurs dans les reins, et qui avait aussi des urines troubles: A

(1) CURTIS. *Loco citato.*
(2) BAZY. *Annales mal. org. génit.-ur.*, mars 1899.

l'examen, les reins ne sont pas sentis; par le toucher vaginal la vessie est insensible. Avec la sonde qui passe facilement et sans douleurs, on retire de la vessie une urine trouble du commencement jusqu'à la fin, trouble qui disparaît avec l'acide nitrique en produisant de l'effervescence. M. Bazy nous racontait encore dernièrement avoir vu une malade qui lui avait été envoyée avec le diagnostic de cystite, qui avait les urines dont le trouble était dû à des sels et qui éprouvait de la fréquence des mictions ; or, cette femme avait soigné un de ses parents atteint de cystite. Elle s'était donc auto-suggestionnée et avait, insensiblement et à son insu, fait de la pseudo-cystite.

Ces fausses cystites que nous faisons rentrer dans le cadre des faux urinaires, c'est-à-dire sans lésions organiques, ne doivent pas être comprises et confondues avec les « fausses cystites » décrites sous ce nom par MM. Guépin (1) et Legras de Grandcourt (2):

Ces auteurs ont désigné sous ce nom des cas où la triade symptomatique (fréquence des mictions, douleur, pyurie) considérée comme pathognomonique de l'inflammation vésicale existe, bien que la vessie ne présente aucune altération. Mais ces fausses cystites seraient symptomatiques d'une altération d'une partie de l'appareil urinaire. Ce seraient surtout les pseudo-cystites douloureuses et rebelles au traitement qui seraient symptomatiques soit d'une affection rénale soit d'une affection para-urinaire dont il resterait à préciser la localisation et la nature. Nous tenions à bien spécifier que, sous le nom de fausse cystite, nous désignons un état fonctionnel rappelant les symptômes de cystite mais sans altérations de l'appareil urinaire ni des organes voisins.

(1) GUÉPIN. Fausses cystites. *Gazette médicale de Paris*, 1895. *Tribune méd.*, 1897.

(2) LEGRAS DE GRANDCOURT. *Étude et diagnostic des fausses cystites.* Thèse Paris, 1895.

B. — RÉTENTION D'URINE PSYCHOPATHIQUE

La rétention d'urine complète, psychopathique, est rare d'emblée mais elle peut succéder à une rétention volontaire prolongée. Janet rapporte le cas observé par M. Guyon, d'une jeune fille qui, pour se singulariser et obéir le moins possible aux exigences de la nature, avait réduit à deux le nombre de ses mictions quotidiennes, et qui arriva à la rétention complète ayant nécessité la sonde. Janet cite également l'observation d'un malade à antécédents neuro-héréditaires qui fut pris subitement d'une rétention complète d'urine après s'être retenu d'aller uriner pendant un dîner. Chopart (1) avait déjà signalé cette cause de rétention d'urine qu'il attribuait à la paralysie de la vessie par la distension forcée de ses fibres. « Les personnes qui, par honte, par paresse, par distraction ou par toute autre motif, négligent de satisfaire le premier besoin d'uriner ; celles qui se trouvent pendant quelques temps par un embarras passager de l'urèthre, dans l'impuissance de remplir cette fonction, s'exposent à la faiblesse et à la perte de l'irritabilité de la vessie par l'allongement forcé de ses fibres. L'urine n'étant point expulsée et s'accumulant dans la cavité de ce viscère en dilate excessivement les parois, en affaiblit le ressort et la contractilité. La vessie, quoique saine d'ailleurs, ne peut plus alors se contracter avec assez de force pour revenir entièrement sur elle-même et pour chasser l'urine qu'elle contient. Il en résulte la rétention de ce liquide qui, dans cette occurrence, pourrait être appelée secondaire puisqu'elle est toujours précédée et produite par une rétention primitive. » — Ambroise Paré (2) a observé également cette rétention consécutive à la retenue prolongée de l'urine :

(1) CHOPART. *Traité des mal. voies urinaires*, 1821, t. II, p. 14.
(2) A. PARÉ. Livre XVII, chapitre 5ᵉ, p. 412

« encores naguères a vu jeune serviteur qui revenait des champs, menant en croupe une honneste damoiselle, sa maîtresse, bien accompagnée ; et estant à cheval luy prit vouloir de pisser. Toutefois n'osoit descendre et moins encore faire son urine à cheval. Estant arrivé en cette ville, Paris, il voulut pisser, mais il ne peut nullement : et avait de très grandes douleurs et espreintes avec une sucur universelle et tomba presque en syncope. Et alors l'on m'envoya quérir, et disait on que c'estoit une pierre qui l'en gardait de pisser et estant arrivé luy mis une sonde dedans la vessie et pressai le ventre et par ce moyen pissa environ une pinte d'eau, et n'y trouvay aucune pierre et depuis ne s'en est senty ».

Nombreux sont les cas de rétention d'urine consécutifs chez les sujets prédisposés à un traumatisme accidentel ou chirurgical (rétentions post-opératoires). On peut se demander si tous les cas de rétentions d'urine post-opératoires ne sont pas des rétentions d'ordre nerveux survenant chez des sujets ayant d'autres manifestations de la neurasthénie urinaire. Nous n'avons relevé dans les antécédents d'un malade (observation 65) qui s'est présenté à nous avec tous les phénomènes du spasme uréthral et de la phosphaturie, une rétention d'urine totale pendant 9 jours consécutive à une opération. C'était un psychopathe renforcé. Les rétentions passagères si souvent consécutives aux opérations sur l'utérus résulteraient, d'après Legueu (1), d'une paralysie réflexe de la vessie, d'une sorte d'hystéro-traumatisme local, l'opération intervenant comme agent provocateur de l'hystérie. Le degré de la rétention et sa persistance ne sont pas en rapport avec la complexité de l'opération mais avec la susceptibilité nerveuse du sujet.

De même un accouchement normal est parfois suivi d'une rétention d'urine passagère. Plusieurs théories ont été proposées pour expliquer cette rétention d'urine post-partum

D'après M. Legueu elle serait due, non à un spasme du col,

---

(1) LEGUEU. Des relations pathologiques entre l'appareil génital et l'appareil urinaire chez la femme. *Annales mal. org. génito-urinaires*, 1897, p. 681.

mais à une paralysie ou parésie du muscle vésical. Toutes les femmes ne sont pas également sujettes à cette complication, il faut donc un terrain préparé, une prédisposition spéciale. La rétention serait ici encore une manifestation locale de l'hystéro-traumatisme. Il relate, à l'appui de cette opinion, l'observation d'une femme nerveuse, impressionnable qui, après un accouchement, fut prise d'une rétention d'urine qui persistait depuis trois semaines. La vessie, l'urèthre, le périnée étaient sains. Après trois mois de divers traitements, elle fut guérie après une seule séance d'électricité statique. La rétention d'urine post-partum pourrait donc n'être qu'une modalité de la paralysie hystérique. M. Guyon (1) est disposé à admettre que les rétentions rencontrées chez les opérés ne sont qu'un des accidents de l'hystéro-traumatisme. Les leçons de Charcot, n'ont-elles pas en effet, nettement démontré le rôle provocateur des traumatismes dans la production des phénomènes hystériques chez des sujets qui, jusqu'alors, avaient pu paraître absolument indemnes de semblables dispositions.

Nous pensons que beaucoup de rétentions d'urine d'ordre psychopathique sont dues au spasme du sphincter urétral. Nous avons vu des malades qui se présentaient avec de la rétention d'urine complète ou incomplète, qui n'était pas redevable d'une lésion locale ou à distance et chez lesquels nous avons constaté un spasme uréthral qui suffisait à expliquer la production de la rétention d'urine. Chopart (2) ne signale pas le spasme uréthral comme cause de la rétention d'urine mais l'annotateur de l'édition de 1821, le Dr Félix Pascal cite un cas singulier de rétention d'urine dans la vessie occasionnée par une contraction spasmodique du col de cet organe et de la partie supérieure du conduit de l'urèthre. « Au mois de septembre 1815, je fus mandé, dit-il, pour sonder un malade qui n'avait pas rendu d'urine depuis dix-huit heures et à mon arrivée le malade

(1) Rétention d'urine de cause nerveuse, in *Annales mal. org. génito-urin.,* mars 1891.

(2) *Traité des mal. des voies urin.* t. II. Paris, 1821. Édition revue et augmentée par FÉLIX PASCAL, p. 164.

faisait des efforts pénibles et infructueux pour uriner, le pouls était petit, serré, la respiration, gênée, suspirieuse, la face rouge, la langue sèche, une soif vive, la vessie formait une tumeur allongée au-dessus du pubis. J'appris alors qu'il y avait huit jours que cet homme éprouvait ainsi des sortes d'accès de rétention d'urine qui s'annonçaient par un malaise général, un sentiment d'horripilation qui commençait à la région des lombes et s'étendait ensuite à tout le corps. Les testicules étaient rétractés, le membre viril en demi-érection, l'émission d'urine était entièrement suspendue, les besoins d'uriner continuels. Cet état après avoir duré plusieurs heures s'affaiblissait par degrés, mais d'une manière rapide, les urines reprenaient peu à peu leur cours habituel en commençant à couler goutte à goutte sans occasionner ni sentiment d'ardeur, ni cuisson dans le canal de l'urèthre. Elles étaient foncées en couleur. Les accidents reparaissaient après un espace de temps plus ou moins long et quelquefois à plusieurs reprises dans la journée. Depuis un an c'était la troisième fois qu'il était affecté de cette maladie. L'indication la plus pressante était d'évacuer l'urine contenue dans la vessie ; j'essayai donc d'y introduire une algalie ; mais il me fut impossible avec cet instrument de franchir le 1/3 supérieur de l'urèthre. Je répétai à plusieurs reprises mes tentatives avec des sondes de différents calibres et toujours sans succès, il me semblait que le canal était entièrement oblitéré en cet endroit. Je m'imformai si cet individu n'avait pas eu de gonorrhée ainsi que le pensait le médecin traitant, qui attribuait le rétrécissement de l'urèthre à des callosités mais le malade me confessa qu'il n'avait jamais vu de femme. J'insistai et j'obtins de lui l'aveu qu'il se livrait avec fureur à la masturbation, que la veille du jour où il était tombé malade, il s'était excessivement fatigué à cette criminelle manœuvre et que ce jour même c'était à la suite de ces actes que le paroxysme dont il souffrait maintenant s'était trouvé déclaré. Je découvris également que les deux maladies du même genre dont il avait été précédemment affecté avaient eu lieu à la suite de semblables excès. Je ne doutais plus alors que sa rétention d'urine ne dépendît de la contraction spasmodique de la partie supérieure de l'urèthre et même du col de la vessie. En conséquence je prescrivis l'application de 15 sangsues au périnée, des compresses imbibées d'oxierat sur la région hypogastrique et sur le scrotum et pour boisson une solution de gomme arabique sucrée. Les accidents se calmèrent dans la soirée et les urines reprirent leur cours habituel. Le lendemain nouvel accès. Je conseillai quelques bains, de l'exercice et surtout j'engageai le malade à renoncer à sa funeste habitude. Il me le promit. Les accès s'éloignèrent, et dans quelques jours, cet homme recouvra une santé parfaite qui ne s'est jamais démentie. »

La distension prolongée, comme nous l'avons vu, peut déterminer l'affaiblissement de la contraction vésicale puis la cessation de toute action musculaire. Guyon a fait remarquer que dans certaines circonstances, la vessie paraît subitement frappée d'insensibilité à la distension. Tel malade qui urinait 15 à 20 fois par jour, n'urinera plus que 2 à 3 fois ; il se produit alors chez le même individu des phases successives de pollakiurie et de mictions rares.

L'incontinence d'urine se rencontrera plus rarement, il est vrai, chez le neurasthénique urinaire. Guyon, sur 40 neurasthéniques qu'il a observés l'a constatée 4 fois, dont un malade seul avait eu de l'incontinence infantile. Cette incontinence était nocturne et diurne. Tantôt toute l'urine s'échappait au fur et à mesure qu'elle arrivait dans la vessie, tantôt il ne s'en écoulait qu'une partie de temps à autre. Dans tous ces cas, la vessie se vidait complètement, il ne s'agissait donc pas d'incontinence par regorgement.

Il nous reste donc, pour en finir avec les troubles vésicaux de la neurasthénie urinaire, à parler de l'incontinence d'urine essentielle, non symptomatique : l'incontinence-névrose, psychopathique.

C. — INCONTINENCE D'URINE ESSENTIELLE

Nous n'aurons en vue que l'incontinence d'urine essentielle l'incontinence-névrose, manifestation de la neurasthénie urinaire.
L'étude de toutes les incontinences d'urines nous entraînerait trop
loin.

Innombrables sont les travaux qui, depuis Trousseau qui a con-
sacré une remarquable clinique à cette affection jusqu'à nos jours,
ont été faits sur l'incontinence d'urine.

Le traitement a surtout attiré la sagacité des médecins et des chirurgiens. Aussi est-ce sur sa thérapeutique que nous nous arrê-
terons, puisque c'est elle qui offre un réel intérêt pratique.

Étiologie. — L'incontinence d'urine essentielle est rare chez
l'homme adulte comme nous l'avons déjà dit. C'est une complication de la neurasthénie urinaire qui se rencontrera dans l'enfance
et chez la femme.

Pathogénie. — Il importe de bien distinguer les incontinences
d'urine dite essentielles, c'est-à-dire celles qui se montrent sans
lésion locale appréciable, sans autres maladies, d'avec les incontinences d'urine dites symptomatiques.

Quand nous disons essentielle, nous devrions dire que ces incontinences ont une cause, c'est-à-dire qu'elles sont sous la dépen-
dance de la névropathie. Aussi les désignerons-nous sous le nom
d'*incontinences névroses*.

Le mot incontinence lui-même est mauvais, car, comme le fait
observer M. Guinon (1), mieux vaudrait dire *miction involontaire*

(1) LOUIS GUINON. *De quelques troubles urinaires de l'enfance (névroses urinaires de l'enfance)* Thèse Paris, 1890.

nocturne ou diurne. « Ce n'est pas une incontinence, c'est-à-dire une évacuation continue ou discontinue goutte à goutte ; c'est bien une miction à *plein jet*, mais une miction non perçue ou trop peu perçue pour provoquer le réveil. »

L'incontinence d'urine dite essentielle, si elle dépend d'une cause première unique, l'hystérie ou la névropathie, se présente dans des conditions cliniques très variées. Il y a des cas, comme nous l'avons vu, qui correspondent à des pollakiuries. C'est pourquoi l'incontinence d'urine doit trouver sa place dans les manifestations de la psychopathie urinaire. En effet, chez les pollakiuriques, l'incontinence est rarement diurne. Le jour, le sujet, pour si impérieuses que soient les envies d'uriner, sent venir le besoin, il peut lutter contre la contraction vésicale, grâce au sphincter uréthral antagoniste. Pendant la nuit, au contraire, sous l'influence de l'engourdissement du sommeil, la volonté du malade ne pouvant plus lutter contre la contraction du detrusor urinæ, la miction s'opérera dans les draps. Aussi dans ces cas, qui sont en réalité des pollakiuries, l'incontinence d'urine sera-t-elle rarement diurne.

L'anesthésie de l'urèthre profond, région qui commanderait au besoin d'uriner, d'après les données classiques, serait, pour certains auteurs, la cause de l'incontinence infantile en empêchant le passage de l'urine d'être senti par l'urèthre et ne permettant pas par conséquent au sujet de s'y opposer.

Comme le fait remarquer Guinon, cette cause ne saurait être admise, du moins pour ce qui est de l'incontinence dite essentielle, car les petits malades ressentent parfaitement le besoin d'uriner, trop bien même, puisque le jour ils ont parfois de la pollakiurie.

Dans quelques cas, ce qui serait plus vraisemblable, ce serait au contraire une hyperesthésie de l'urèthre postérieur, plus ou moins analogue à celle que l'on observe chez des adultes névropathes et pollakiuriques, chez lesquels la muqueuse uréthrale est extrêmement sensible, douloureuse même au passage de la sonde et que des cathétérismes réguliers avec de gros Béniqués arrivent

E. 6

à guérir de leur pollakiurie. Ne pourrait-on pas admettre pareille hyperesthésie chez des enfants névropathes dont l'incontinence nocturne, suite de la pollakiurie, est améliorée sinon guérie par le passage régulier de bougies dans le canal.

Les théories émises pour expliquer l'incontinence nocturne sont innombrables :

Influence de la profondeur du sommeil (Valleix et Voillemier) ;

Rôle de l'habitude qui perpétuerait l'incontinence d'urine survenue à l'occasion d'un trouble passager des fonctions urinaires ou du système nerveux, habitude qui entretiendrait elle-même la pollakiurie consécutive à une polyurie initiale (Thompson) (1) ;

Irritabilité excessive de la vessie et négligence d'obéir aux sensations du besoin d'uriner ou la non-sensation de ce besoin (Desault) ;

Névrose caractérisée par l'irritabilité excessive de la tonicité exagérée des fibres musculaires de la vessie (Trousseau) ;

Atonie du sphincter uréthral (Guyon).

J.-L. Petit rattachait l'incontinence nocturne des enfants aux trois classes suivantes :

1° Incontinence des enfants paresseux à se lever pour uriner ;

2° Incontinence par sommeil si profond qu'il empêche de percevoir le besoin ;

3° Incontinence des enfants qui pissent au lit parce qu'ils « rêvent pisser quelque part ».

Janet (2) a surtout insisté sur ce rôle du rêve dans la genèse de l'incontinence nocturne, qui ne serait autre que de la pollakiurie nocturne : « La *miction involontaire nocturne* des enfants, qui ne présentent ni épilepsie ni atonie du sphincter membraneux, est de cause purement *psychique*. Elle est la conséquence naturelle de la pollakiurie que présentent ces malades. Elle se produit, grâce à la profondeur de leur sommeil, à la suite d'un rêve qui leur fait croire qu'ils urinent dans un vase de nuit ou un

---

(1) THOMPSON. *Mal. des voies urinaires.* Trad. franç., 1889.
(2) *Loco citato.*

urinoir. Ce rêve ne peut être retrouvé dans les souvenirs de l'enfant qu'à la condition que celui-ci soit réveillé immédiatement après l'émission de l'urine » (Janet).

Parfois le rêve ne s'adresse pas directement à la miction, mais à un objet ou à un phénomène qui la rappelle et ressemble plus ou moins au jet de l'urine. C'est ainsi que certains pisseront au lit en rêvant au bruit que fait l'eau dans un tuyau de descente un jour de pluie, au liquide qui s'échappe d'un robinet ouvert, etc.

A côté de ces incontinents qui ne sont en réalité que des pollakiuriques très marqués, il y a la catégorie des malades dont a parlé longuement M. Guyon, qui sont atteints (congénitalement ou par voie acquise) d'atonie du sphincter uréthral.

Dans certains cas, effectivement, l'exploration de l'urèthre avec la bougie olivaire ne montre, chez les garçons surtout, aucune résistance au niveau de la région membraneuse. On n'éprouve pas au passage de la boule à ce niveau la constriction ordinaire. Cette pathogénie, vraie pour quelques cas et qui légitime l'indication thérapeutique de M. Guyon : l'électrisation du sphincter uréthral pour fortifier ce muscle et lui rendre sa tonicité, ne peut être généralisée. Guinon s'est élevé contre cette interprétation exclusive:

« Nous n'avons jamais remarqué cette atonie, dit-il, et toujours chez les garçons l'olive était resserrée au niveau de la portion terminale de l'urèthre. Remarquons ,aussi que, si l'atonie du sphincter était la cause vraie, les filles, dont l'appareil musculaire est moins développé, seraient beaucoup plus exposées à l'incontinence, ce qui n'est pas. Dans cette hypothèse, l'incontinence devrait se constituer dès le plus jeune âge et devrait diminuer avec l'âge chez les garçons à mesure que la prostate approche de son complet développement, c'est-à-dire vers 10 ou 11 ans ; or, loin de s'améliorer, l'incontinence apparaît quelquefois vers 5 ou 6 ans, et augmente souvent les années suivantes. »

MM. Rochet et Jourdanet (1) signalent une catégorie d'in-

(1) ROCHET et JOURDANET. Les incontinences d'urine de l'enfance. *Gazette des hôpitaux*, 9 janv. 1897.

continents dont ils ont observé trois cas très nets qui ne sont autre que des *rétentionnistes qui urinent par regorgement*. Cette rétention plus ou moins complète serait, du reste, sous l'influence de la névropathie.

Civiale (1) avait déjà constaté ces faits. Il avait trouvé chez beaucoup d'enfants atteints d'incontinence d'urine l'urèthre très irritable et la vessie pleine d'urine. Cette double constatation allait donc à l'encontre de l'opinion (Desault) qui attribuait l'incontinence d'urine infantile à une augmentation de la force expulsive de la vessie jointe à un affaiblissement de la résistance du col et de la théorie de la petitesse du réservoir urinaire chez l'enfant. Rochet et Jourdanet ont, en effet, trouvé chez trois enfants atteints d'incontinence d'urine, leur vessie pleine, dilatée même et un véritable spasme de l'urèthre membraneux tellement fort chez l'un qu'on dut se servir de l'anesthésie pour arriver à le vaincre avec l'explorateur métallique.

On peut donc admettre que certains enfants dits incontinents sont, en réalité, des rétentionnistes puisqu'ils ont un urèthre membraneux très serré contracturé, et une vessie remplie d'urine distendue alors que le petit malade urine constamment. Les cathétérismes réguliers améliorent du reste l'incontinence chez ces malades. C'est pourquoi Civiale proposait les cathétérismes comme traitement systématique.

Quand l'incontinence est exclusivement nocturne, on peut admettre ces rétentions incomplètes dues au spasme du sphincter membraneux qui se manifesteront le jour par de la pollakiurie. Quand la rétention est plus marquée sinon complète (mictions par regorgement) le spasme uréthral, cause de la rétention, persistant aussi bien le jour que la nuit, l'incontinence pourra être aussi bien diurne que nocturne. L'urine s'écoulera presque constamment au dehors sous forme de suintement par le méat remplacé de temps à autre par une issue de liquide plus abondant en petit jet vite interrompu. La cause de ces rétentions plus ou moins complètes et de

---

(1) CIVIALE. *Traité des mal. des org. génito-urin.*, t. III, p. 293.

l'incontinence consécutive sera donc le spasme uréthral, d'origine névropathique, sur lequel nous nous sommes étendu au chapitre des faux rétrécissements. Du reste, chez les malades observés par MM. Rochet et Jourdanet, il y avait des stigmates hystériques très nets, si bien que ces auteurs se demandent si, dans l'incontinence-névrose infantile, l'incontinence par regorgement ne pourrait pas être due à une paralysie du muscle vésical analogue aux paralysies vésicales hystériques de l'adulte.

Quoi qu'il en soit du mécanisme, l'incontinence d'urine se rencontre chez des névropathes et elle est toujours liée à une tare nerveuse.

Trousseau avait déjà insisté sur les relations des névroses (hystérie, épilepsie) avec l'incontinence d'urine. Guinon a très bien mis en évidence cette étiologie générale. « Toutes les causes diverses qu'ont imaginées les auteurs doivent être ramenées à une seule, l'hérédité nerveuse sous toutes ses formes, le nervosisme et la dégénérescence à tous les degrés. » Il arrive même à considérer l'incontinence nocturne comme un stigmate d'hérédité nerveuse. « C'est un stigmate bénin, car s'il peut coïncider avec la dégénérescence intellectuelle profonde, résultant d'une lourde hérédité psychique, il est aussi la manifestation discrète d'une hérédité nerveuse légère, du nervosisme bénin. Il peut même s'isoler complètement comme la dernière trace de cette hérédité. » Il n'est pas douteux qu'en les cherchant on trouve chez ces petits malades des antécédents héréditaires ou personnels névropathiques. Comme le dit Féré (1), souvent « les sujets atteints d'incontinence nocturne névrose deviennent neurasthéniques, ataxiques ou plus souvent épileptiques. Il n'est pas rare de voir parmi les ascendants ou collatéraux des sujets affectés d'incontinence nocturne des personnes faisant partie de la *famille névropathique* à un titre quelconque, et principalement les épileptiques. Il est plus rare que cette affection se transmette directement par hérédité ». Choux (2),

(1) *Archives « neurologie*, 1884.
(2) CHOUX. Considérations sur l'incontinence nocturne d'urine observée chez

après avoir étudié la psycho-physiologie de l'excrétion urinaire et de ses aberrations, arrive, dans un travail très consciencieux sur ce sujet, aux mêmes conclusions. La miction involontaire nocturne relèverait d'une influence psychique qui serait, selon lui, absolument comparable à la pollution nocturne.

Si celle-ci est quelquefois due à la réplétion des vésicules séminales, laquelle provoque un rêve érotique et ses suites, c'est souvent la voie inverse qui est suivie. L'imagination ardente éveille un rêve érotique et la pollution suit. De même, l'incontinence nocturne d'urine de cause psychique ne serait qu'exceptionnellement produite par l'abondance de l'urine; le plus souvent, sinon toujours, elle est due à un rêve mictionnel primitif avec urination consécutive. Hénoch avait déjà assimilé l'incontinence nocturne à la pollution nocturne et admettait les rêves mictionnels provoqués par la réplétion vésicale, mais il n'avait pas insisté sur l'origine de ce rêve mictionnel, c'est-à-dire les préoccupations urinaires nées elles-mêmes de la pollakiurie diurne.

Symptômes. — Les symptômes ne nous arrêteront pas long-temps tant ils sont simples. Tantôt l'incontinence s'établit par la seule persistance chez les enfants des habitudes du premier âge, tantôt elle apparaît plus tard, vers 4 ou 5 ans, chez l'enfant, jus-que-là normal en apparence. Dès ce moment, l'enfant pisse au lit, soit toutes les nuits ou par séries. Certains urinent pendant le premier sommeil qui est le plus profond (Vogel), d'autres vers le matin (Trousseau). Les réveils provoqués ont une influence variable, mais souvent n'ont aucune influence sur l'incontinence.

Il n'y a pas de rapports entre la quantité des boissons ingérées et la fréquence des évacuations. La suppression des liquides aux repas du soir diminue la quantité d'urine éliminée, mais ne supprime pas toujours la miction involontaire.

Le jour ils sont le plus souvent normaux, d'autres sont pollakiu-

les jeunes soldats et sur une de ses variétés d'origine psychique. *Aroh. gén. de médecine,* 1893.

riques ou seront incontinents d'occasion à la suite d'émotions. Les réflexes sont souvent exagérés et Frend (1) a constaté toujours une exagération du tonus musculaire des membres inférieurs, ce qui laisserait supposer que l'incontinence est due à un tonus exagéré de la vessie.

Marche. Durée. Terminaison. — L'incontinence nocturne d'urine guérit généralement avant l'adolescence, ou elle passera à la pollakiurie simple. Devenu adulte, l'incontinent infantile sera exposé aux diverses psychopathies urinaires.

Diagnostic. — On conçoit l'importance qu'il y aura à faire le diagnostic clinique des différents mécanismes qu'emprunte la névropathie pour produire l'incontinence. Les moyens thérapeutiques en dépendront. Tout d'abord il faudra éliminer les incontinences symptomatiques que nous ne ferons qu'énumérer.

1° Les incontinences relevant d'affections nerveuses typiques : l'incontinence de l'épilepsie. « Cette variété d'incontinence, bien étudiée par Trousseau, se produit à la fin des crises d'épilepsie; elle peut être diurne et nocturne comme ces crises elles-mêmes; elle se reconnaît à l'abattement que le malade présente à son réveil et aux morsures récentes que l'on observe sur les bords de la langue. Elle peut se présenter aussi bien chez les adultes que chez les enfants et comme, d'autre part, les autres variétés d'incontinence sont absolument exceptionnelles à l'état adulte, Trousseau a pu dire avec quelque raison que tout incontinent nocturne adulte est un épileptique (2). »

Les incontinences relevant de lésions cérébro-spinales bien caractérisées (incontinence compliquant le spina-bifida, le mal de Pott, la myélite transverse, l'ataxie locomotrice infantile décrits par Remak (3).

2° L'incontinence due à des maladies de la vessie elle-même :

(1) FREND. *Neurol. Centralb.*, novembre 1893.
(2) TUFFIER. *Traité de chirurgie*, t. VII, p. 734.
(3) REMAK. *Berl. klin. Wochens.*, 1885.

·1° calculs vésicaux qui se traduisent précisément chez l'enfant par le seul symptôme, l'incontinence; 2° parfois certaines tumeurs de la vessie.

3° Les incontinences dues à des malformations de l'urèthre ou du pénis (épispadias, hypospadias, symphyse préputiale, absence du méat, etc., etc.), pouvant amener des mictions nocturnes ou diurnes, involontaires par plusieurs mécanismes soit réflexes, soit mécaniques; certaines tumeurs uréthrales chez la femme. Les malformations même légères de l'appareil génito-urinaire peuvent être cause d'incontinence d'urine qui peut guérir sous l'influence d'une thérapeutique rationnelle. M. Albarran (1) a rapporté à ce sujet l'observation d'une jeune fille qui présentait de l'incontinence d'urine diurne et dans la station debout seulement et qui fut reconnue atteinte, au cours de l'opération de la colporrhaphie antérieure pour cystocèle vaginale, de l'absence de la couche musculeuse de la vessie et du vagin.

Chez la femme, en effet, il existe toute une catégorie d'incontinences uréthrales d'origine mécanique, sur lesquelles nous n'insisterons pas comme diagnostic, qu'il nous suffira de citer:

Accouchements répétés relâchant les tissus et amenant une insuffisance des sphincters;

Taille uréthrale ou dilatation forcée de l'urèthre;

Dilatation pathologique de l'urèthre par des calculs, des corps étrangers ou des néoplasmes;

Opérations de fistules vésico-vaginales.

Ces incontinences d'urine chez la femme ont donné lieu à de nombreux travaux sur leur thérapeutique médicale et surtout chirurgicale. Le traitement électrique a été préconisé par M. Guyon. Le traitement chirurgical comprend de très nombreux procédés opératoires qui visent tous le même but : resserrer le canal de l'urèthre et le sphincter vésical. Ces procédés peuvent être divisés en deux groupes : dans le premier on peut faire entrer ceux qui cherchent à obtenir le resser-

(1) ALBARRAN. Nouvelle variété d'incontinence d'urine. *Annales des mal. des org. génito-urin.*, décembre 1895, p. 1057.

rement par l'incision du septum uréthro-vaginal (Schultze, Winckel, Franck, Engstrœm et Desnos) ; dans le second, on peut ranger les procédés qui ont demandé ce resserrement à la déviation, à l'allongement, à la torsion de l'urèthre seuls ou combinés (Pawlick, Duret, Gerson, Pousson, Albarran et Hummelfarb.

Guignes (1) (de Lyon) donne sa préférence au procédé de Pousson, combinaison des procédés de Duret (incurvation) et de Gersung (torsion) et qui donne des succès dans l'immense majorité des cas. Ce procédé (2) consiste à placer d'abord une grosse sonde dans l'urèthre, faire l'incision circulaire de Gersung, disséquer le canal sur 1 centim. et demi de long, puis inciser verticalement le tissu du vestibule jusqu'à la base du clitoris. Cela fait, attirer l'urèthre disséqué au sommet de cette incision, en le tordant de 120° et le fixer dans cette position : suturer la plaie qui reste au-dessous, formant ainsi un soutien à l'extrémité du canal. Pousson obtient de cette façon un canal rétréci admettant à peine le n° 14 Charrière ; le méat est devenu une fente transversale cachée sous le clitoris.

4° Les incontinences dues à des altérations de la qualité de l'urine elle-même (certaines albuminuries, acidité exagérée de l'urine dans le cours ou la convalescence de maladies fébriles, urines trop chargées d'urates chez les goutteux, etc.), tous ces états pouvant déterminer une irritation de la muqueuse vésicale amenant de la pollakiurie, puis, à la suite de celle-ci, de l'incontinence, comme nous l'avons vu.

5° Incontinences par lésions irritatives de voisinage (oxyures de l'anus, polypes du rectum, etc.) qui retentissent sur la vessie et en augmentent l'irritabilité.

La recherche de ces faits est très importante dans la pratique, puisqu'une thérapeutique très simple fait guérir rapidement parfois des enfants qu'on aurait pu prendre pour de vrais pisseurs au lit.

L'incontinence d'urine dite essentielle étant reconnue, on essayera de faire le diagnostic des différentes formes.

(1) GUIGNES. *De l'incontinence d'urine vraie et essentielle chez la femme et de ses divers traitements.* Thèse de Lyon.

(2) POUSSON. *Archives cliniques de Bordeaux*, 1er janvier 1892.

Les incontinences par regorgement se reconnaîtront par le cathétérisme qui dénotera une vessie pleine, même dilatée, et un spasme uréthral.

Si la distension de la vessie n'est pas accompagnée de contracture sphinctérienne, on pourra penser à la parésie vésicale d'ordre névropathique ou hystérique. Une injection vésicale qui distendra la vessie sans réaction, avec un liquide ressortant sans force en bavant, pourra à la rigueur faire admettre cette cause bien exceptionnelle.

L'exploration uréthrale donnera encore de précieux indices (surtout chez les garçons) sur les autres mécanismes de l'incontinence-névrose. Elle révélera parfois l'atonie du sphincter uréthral (Guyon), ailleurs une hyperesthésie très marquée de la région profonde de l'urèthre.

A défaut de ces renseignements donnés par l'exploration, on se rabattra soit sur une sensibilité anormale de la vessie à la distension (Trousseau), soit sur l'origine psychopathique, la plus essentielle de toutes les incontinences, la plus immédiatement dépendante de l'influence nerveuse.

Traitement. — La thérapeutique de l'incontinence-névrose dont la base sera nécessairement le traitement de là névropathie, tirera des indications particulières adjuvantes des différentes formes et mécanismes que nous venons de passer en revue.

Si on a des raisons de supposer une excitabilité anormale de la vessie, une névrose du muscle vésical qui le rend trop sensible, même à une distension légère, le traitement classique par la belladone indiqué par Trousseau, pourra agir efficacement. L'illustre clinicien commençait par donner une pilule d'un centigramme d'extrait de belladone le soir au moment où l'enfant se couchait et pendant plusieurs jours consécutifs. Il augmentait ensuite d'une pillule progressivement et en laissant l'enfant pendant quelques jours à la même dose, jusqu'à 6, 7, 8 et même 15 centigrammes. Si la guérison était obtenue, pour la maintenir, surtout s'il n'y avait pas de symptômes de saturation ou d'intolérance du médicament, il continuait l'emploi de la belladone.

D'autres médicaments (bromure, chloral, opium) ont été employés dans ces mêmes cas avec plus ou moins de succès.

Se trouve-t-on en présence d'hyperesthésie de la muqueuse uréthro-vésicale amenant de la pollakiurie, on pourra obtenir de bons résultats de l'emploi des instillations de cocaïne au niveau de la région cervicale et de l'urèthre profond, ou même du cathétérisme simple sur la valeur thérapeutique duquel Civiale avait déjà insisté.

A. Peyer (1), pour qui l'« Enuresis nocturna » peut être provoquée par l'onanisme qui déterminerait l'inflammation de la portion prostatique de l'urèthre, cite 7 observations où le traitement par le passage de grosses sondes a amené la guérison. Il conseille d'examiner toujours les urines microscopiquement dans le dépôt desquelles on trouvera du mucus, des leucocytes et des spermatozoïdes, pour convaincre le sujet d'onanisme.

A-t-on affaire aux cas étudiés par M. Guyon, dans lesquels l'exploration directe du canal dénote de la parésie ou de l'atonie sphinctérienne ? Trousseau donnait alors de la noix vomique sous forme de sirop de sulfate de strychnine (5 centigrammes pour 100 grammes de sirop de sucre). Chez les enfants de 5 à 10 ans, il commençait par deux cuillerées à café (5 milligrammes environ) par jour, une le matin, une le soir. En laissant, au bout de 2 jours d'administration du médicament, deux jours de repos au malade, on augmentait d'une cuillerée à café, puis ainsi progressivement jusqu'à six cuillerées à café, puis encore six cuillerées à dessert et enfin même six duillerées à bouche par jour, en suivant les mêmes règles.

C'est à ces cas que M. Guyon a appliqué le traitement de l'électrisation du sphincter. Il introduit chez les garçons sa bougie, revêtue d'un manchon isolant et à olive métallique découverte, dans l'urèthre profond ; chez les filles, dans l'intérieur du col, en l'en-

(1) A. Peyer. *Berliner Klinik*, janv. 1890, fasc. 19.

fonçant dans la vessie d'abord, puis en la retirant jusqu'à ce que le talon vienne appuyer sur le col. La bougie est reliée au pôle négatif, l'autre électrode est placée sur la symphyse.

Le courant est induit à interruptions rares, et la séance varie autour de 5 minutes.

Benedikt (1) a également préconisé le traitement électrique de la vessie. Il introduit un cathéter réophore dans la vessie et l'autre réophore sur le pubis.

Le traitement galvanique serait plus sûr, pour cet auteur, que le traitement faradique. Le traitement électrique par le rectum pourrait aussi réussir. Il conclut en disant « que dans les cas où il n'a rien obtenu par le traitement galvanique, aucun autre traitement ne fut suivi de succès ».

Au cas de rétentions d'origine spasmodique, on pourra appliquer un traitement local, c'est-à-dire le passage régulier de sondes et de bougies pendant un certain temps, une fois par jour au moins.

MM. Rochet et Jourdanet ont obtenu de bons résultats, dans ces incontinences par regorgement consécutives à la rétention d'origine spasmodique, du traitement par le cathétérisme. Si on avait lieu de croire que l'incontinence par regorgement soit due à une rétention non plus d'origine spasmodique, mais d'origine paralytique, le muscle vésical étant devenu plus ou moins atone, la méthode la plus rationnelle serait l'électrisation du corps de la vessie lui-même, jointe à des cathétérismes évacuateurs réguliers, comme le faisait Civiale, pour corriger les effets de la distension.

Pour combattre l'*influence psychique*, l'influence du rêve *mictionnel*, on peut disposer de différents moyens : on peut, tout d'abord, essayer de rendre le sommeil plus léger pour permettre au petit pollakiurique de se lever pour satisfaire le besoin d'uriner. On a conseillé un peu de thé, de café au repas du soir ; mais ce

(1) BENEDIKT. *Internationale klinische Rundschau*. Vienne, février 1890, nᵒˢ 5, 7, 10

sont là peut-être des moyens plutôt nuisibles chez des enfants dont la névropathie revêt la forme d'éréthisme.

Il est une thérapeutique populaire, celle des réveils réguliers et plus ou moins fréquents imposés au petit malade la nuit. Cette méthode peut donner à la longue quelques résultats, en habituant petit à petit la vessie à des évacuations réglées pour telle ou telle heure de la nuit. Le nombre des réveils forcés sera proportionné à l'intensité de la pollakiurie pendant le jour.

Faut-il punir et terroriser les petits incontinents? Les avis sont partagés. Les uns soutiennent qu'en les terrorisant ils perdent de plus en plus confiance dans leur pouvoir de retenir les urines pendant la nuit. La crainte de la punition attire encore davantage leur attention sur leur fonction urinaire, augmente leurs préoccupations mictionnelles et aggrave leur état. Il faut réserver, disent-ils, cette méthode aux enfants d'une certaine classe, mal élevés au point de vue de la propreté ou chez ceux chez lesquels on peut incriminer la paresse.

Les autres, au contraire, prétendent que ce traitement agit d'une façon heureuse en frappant le cerveau de l'enfant par une sorte de suggestion. C'est qu'en effet la suggestion peut être, à notre avis, d'une très grande influence. Nous donnons plus loin les observations de malades adultes névropathes qui avaient de l'incontinence d'urine essentielle depuis des années et qui ont été sinon toutes complètement guéries, du moins quelques-unes très améliorées sous l'influence des rayons X.

La suggestion hypnotique a été employée avec succès par Liébault (de Nancy) (1) : on peut, par exemple, après plusieurs tentatives dont le nombre dépendra de la susceptibilité nerveuse du sujet, tâcher d'obtenir le sommeil hypnotique. Celui-ci arrivé, on suggère à l'enfant de se lever à heures fixes, pour parvenir à ne faire uriner l'enfant qu'une fois par nuit et enfin lui défendre de se lever pour uriner avant son réveil.

____

(1) LIÉBAULT (de Nancy). *Revue de l'hypnotisme*, sept. 1886.

Autant nous sommes partisan des moyens de suggestion à l'état de veille par quelque procédé que ce soit susceptible de frapper l'imagination du sujet, autant nous sommes éloigné de l'emploi de la suggestion hypnotique qui, fort heureusement du reste, a perdu de sa vogue d'un certain temps. Cullerre (1) a traité, il est vrai, avec succès par la suggestion hypnotique des incontinents diurnes, et Edgard Bérillon (2), parlant de l'incontinence d'urine nocturne de l'enfance, arrive à cette conclusion, que l'incontinence nocturne d'urine, sauf de très rares exceptions, résulte d'une éducation défectueuse et non d'un état pathologique et que dans la grande majorité des cas le traitement moral suffit pour débarrasser définitivement les incontinents de leur déplorable infirmité. L'ingestion de bleu de méthylène pourra être essayée comme moyen puissant de suggestion. Nous trouvons dans une observation récente de MM. Brissaud (3) et Lereboullet, que ce mode de traitement a été employé avec succès à plusieurs reprises sur un hystérique qui était atteint d'une incontinence d'urine intense nocturne et diurne. A ce sujet, ces auteurs font remarquer que l'incontinence vraie d'urine est exceptionnelle comme phénomène hystérique.

« Les incontinences d'origine psychopathique pure et qui dépendent uniquement du rêve mictionnel nocturne restent en somme comme les plus difficiles à guérir. Ces incontinents psychiques guérissent spontanément à un moment donné, quand ils commencent à devenir adultes et que d'autres préoccupations, les préoccupations génitales notamment, les envahissent. Les rêves amoureux remplacent alors les rêves mictionnels et l'incontinence nocturne disparaît. Mais plus tard ce sont des sujets qui deviennent des hypochondriaques génitaux, qui grossissent les rangs des pseudo-spermatorrhéiques ou des malades qui, après une blen-

(1) CULLERRE. *Archives de neurologie*, juillet 1896.
(2) EDGARD BÉRILLON. *Annales des mal. des org. génito-urin.*, 1892.
(3) E. BRISSAUD et P. LEREBOULLET. L'incontinence d'urine chez les hystériques. *Semaine médicale*, 30 avril 1899.

norrhagie, s'hypnotisent eux-mêmes sur leur canal pour en voir sortir constamment la goutte imaginaire. »

Comme nous l'avons déjà dit, nous pensons qu'on pourra obtenir quelques résultats en soumettant ces incontinents psychopathes à des séances de plus en plus prolongées de rayons X. On aura soin de frapper leur imagination par la mise en scène et en leur affirmant qu'ils vont guérir sous l'influence de ce traitement. On les placera soit assis ou couchés et l'on appliquera l'ampoule lumineuse au-dessus de la région vésicale. La malade de l'observation 66, qui pissait au lit depuis dix-huit ans et avait en même temps de la pollakiurie diurne, passait la nuit qui a suivi la première séance de rayons X sans uriner au lit. Cela ne lui était pas arrivé, nous a-t-elle dit, depuis dix-huit ans. Il faut bien admettre, dans ce cas comme dans les suivants l'influence puissante de la suggestion produite par les rayons de Röntgen. Les jours suivants, après quelques séances de plus en plus longues de rayons X, elle n'urinait plus au lit. Nous n'avons pas revu la malade, il est vrai, au bout de six jours. Est-ce à dire qu'elle a été complètement guérie ? Nous ne pouvons pas l'affirmer, mais c'est possible.

La malade de l'observation 67, âgée de quinze ans, qui perd ses urines la nuit depuis son enfance, voit son incontinence nocturne d'urine cesser après deux séances de rayons X pour reparaître une fois encore et cesser après onze séances de rayons X. L'incontinence reparaît encore une fois plus tard, mais de plus en plus éloignée ; on peut la considérer comme très améliorée.

La malade de l'observation 68 a été également très améliorée. Son incontinence d'urine n'apparaissait que de plus en plus loin. De même la petite malade de l'observation 69 a été très améliorée par les rayons X.

La malade de l'observation 70, qui perdait ses urines la nuit, 2 à 3 fois par semaine, et cela depuis sa naissance, après une vingtaine de séances de rayons X, ne perdait plus ses urines que de loin en loin accidentellement et non régulièrement comme auparavant.

Nous ferons remarquer que toutes ces malades étaient des névropathes, quelques-unes avaient des stigmates hystériques, mais
elles étaient bien atteintes d'incontinence d'urine essentielle.

Elles n'étaient pas épileptiques, et nous n'avons pas trouvé de
cause locale à leur incontinence. On pourra nous objecter que de ce
fait qu'elles étaient hystériques, leur dire est suspect, car on sait
combien les hystériques sont portées à tromper leur médecin. On
pourrait donc mettre en doute les bons résultats qu'elles accu-
saient. Pour deux de ces observations, cette objection ne saurait
prévaloir puisque les mères de ces deux malades, que nous avons
interrogées, nous ont assuré que leurs filles étaient très améliorées
et que pendant un certain laps de temps elles les avaient considérées comme guéries, elles ne mouillaient plus leur lit.

Nous reconnaîtrons volontiers qu'il faudrait un plus grand nombre
d'observations pour juger de la valeur de ce traitement; nous avons
voulu simplement l'indiquer comme un moyen puissant de suggestion qu'on pourra employer dans toutes les manifestations de la
névrose. Nous avons observé un cas de spermatorrhée (observation 71) qui a été guéri sous l'influence des rayons X.

Ne peut-on pas se demander si les cas d'incontinence d'urine
traités par la méthode de M. Guyon : l'électrisation de l'urèthre
membraneux, qui ont été guéris ou améliorés après une seule
séance, n'ont pas subi l'influence favorable de la suggestion ?

L'électricité, quelle que soit sa modalité locale ou généralisée,
nous paraît être un puissant moyen de suggestion et sans vouloir
méconnaître les effets de l'électrothérapie, nous pensons que bien
souvent elle n'agit que comme psychothérapie.

Nous n'abandonnerons pas le traitement de l'incontinence
d'urine sans consacrer quelques lignes au traitement de l'incontinence d'urine chez la femme. Nous n'avons en vue, bien entendu,
que l'incontinence dite essentielle, puisque l'incontinence symptomatique chez la femme a donné lieu à de nombreux procédés de
thérapeutique chirurgicale qui ne rentrent pas à proprement parler
dans le cadre de notre sujet et que nous avons déjà résumés.

Nous citerons un mode de traitement par le massage qui a fait l'objet d'un travail du Dr Bagot, de Dublin (1). Cet auteur procède ainsi :

1er temps. — Percussion et tapotement des régions lombaire et sacrée, la malade se tenant debout.

2e temps. — Pétrissage, de la vessie par l'hypogastre, la malade étant couchée.

3e temps. — Massage avec l'index introduit dans le vagin (ou dans le rectum chez l'enfant) du col vésical que l'on presse contre le pubis.

4e temps. — Exercice des adducteurs des cuisses ; l'opérateur écartant celles-ci autant que possible, pendant que la malade s'y oppose ou essaye de les rapprocher.

M. Bagot a guéri trois malades dont il donne les observations, par cette méthode en omettant parfois le troisième temps.

Dans deux autres cas, il a employé également avec succès la méthode de Sænger (de Berlin) qu'il avait vu employer par son inventeur lui-même à Leipzig. Ce massage consiste à introduire tous les jours ou tous les deux jours une sonde métallique dans l'urèthre de la femme et à exercer, avec ou sans cocaïnisation préalable, dans chaque séance 10 à 12 pressions énergiques en bas, à droite et à gauche alternativement. Sænger insite sur ce fait que la pression doit être élastique et suffisamment forte pour que l'écoulement de l'urine se fasse entre la paroi externe du cathéter et l'urèthre.

Ordinairement une douzaine de séances suffiraient quand l'incontinence dépend d'une faiblesse ou d'une parésie de l'appareil musculaire sphinctérien de la vessie ou même d'une autre cause périphérique ou centrale. Ce procédé est à peu près inefficace, ajoute l'auteur, lorsque l'écoulement involontaire de l'urine est dû à une dilatation anormale du col vésical et de l'urèthre. Dans ce cas, il faut rétrécir chirurgicalement le canal par quelques opérations telles que celle de Pawlik, de Schultze, etc.

(1) BAGOT. *Dublin Journal of med. sciences*, octobre 1891.

E.

Le professeur Laroyenne, de Lyon (1), a préconisé un traitement à peu près analogue, qui consiste dans la dilatation forcée
de l'urèthre applicable à ces incontinences d'urine, dites essentielles,
qui sont surtout nocturnes, parfois aussi diurnes, quelquefois
même presque continues et qui se rencontrent surtout chez des
hystériques ou des filles de névrosés et alcooliques. Il est à remarquer que divers traumatismes de la vie génitale, et en particulier
celui que produit l'accouchement, peuvent amener la guérison, de
cette infirmité.

Le procédé employé par M. Laroyenne est le suivant : d'une
façon générale on peut se passer de l'anesthésie, la cocaïne suffit
souvent. Mais comme on a affaire à des jeunes filles pour qui la
seule idée d'une intervention manuelle est un tourment, il est pré-
férable d'employer soit l'éther, soit le chloroforme.

La malade est alors placée dans la position obstétricale, les
cuisses écartées et fléchies sur le tronc. Avec deux pinces hémo-
statiques, on saisit les deux lèvres du méat urinaire. Celui-ci est
ainsi solidement fixé. On introduit alors successivement les bougies d'Hegar. En général on doit aller jusqu'au n° 42, mais ce ne
peut être absolu, car il importe de surveiller l'état de l'urèthre et
ne pas lui occasionner des lésions qui aggraveraient singulière-
ment l'affection. Le n° 42 des bougies de Hegar donne une dilatation suffisante pour permettre l'introduction du doigt ; l'urèthre
peut ainsi supporter une grande surdistension qui ne doit pas
cependant être excessive, sous peine de rompre le sphincter.

Les suites sont en général fort simples. Il est à remarquer
néanmoins un fait dont il faut soigneusement prévenir la malade
et son entourage : durant 3, 4, 5 jours l'urèthre béant laisse suin-
ter l'urine d'une façon continue, mais l'incontinence diminue
progressivement pour disparaître. La vessie devient continente.

Le D\ Narich (2), de Smyrne, a rapporté également deux cas.

(1) LÉON GROS. *L'incontinence essentielle d'urine chez la nullipare et son
traitement par la dilatation forcée de l'urèthre.* Thèse de Lyon, 1898.

(2) *Journal de médecine de Paris*, 20 déc., 1891. Technique du massage.
Annales des maladies des organes génito-urin., 1892, p. 61.

d'incontinence d'urine guéris par le massage de l'urèthre et du col de la vessie.

On a encore recommandé une variété de massage interne de la vessie par sa distension à l'aide de l'eau chaude, procédé préconisé par Braxton Hicks, Nissen et Marion Sims, quand la capacité vésicale a notablement diminué à la suite de fistules, cystites, etc.

Sims (1), en effet, dans l'*American Journal of obstetrics* consacre un article au traitement de « The non-retention of urine in young girls and women ». Il reconnaît qu'il n'y a pas de maladie plus désagréable, plus difficile à guérir, ou plus démoralisante pour le malade qu'une maladie de la vessie, qui demande l'évacuation constante de cet organe. Il a eu l'occasion d'observer plusieurs cas de guérison chez des enfants ou des adultes au moyen de la dilatation forcée de la vessie par l'eau chaude.

Il relate l'observation d'une jeune fille de 17 ans, fille d'un riche banquier, qui, sans lésions génitales et avec un bon état général, n'avait pas d'autres symptômes que celui de ne pouvoir retenir l'eau plus de quinze minutes [dans la journée. La nuit, pendant son sommeil, elle n'avait pas de contrôle sur sa vessie, si bien que l'urine s'écoulait d'une façon permanente. Elle ne s'est jamais connue sans être mouillée tous les matins et cela depuis l'âge de deux ans. Elle avait de ce fait une vie d'enfermée, ne pouvant jamais accepter d'invitation en ville, et quand elle voyageait, elle était obligée de se munir de tout un arsenal spécial (seaux, draps de rechange) pour cacher son infirmité.

Sims ajoute judicieusement qu'il doute qu'il y ait rien de plus affreux pour une jeune fille. Elle avait vu beaucoup de médecins, et suivi plusieurs traitements sans résultats.

Après un examen minutieux et sous l'anesthésie au protoxyde d'azote, Sims trouva les organes pelviens normaux, mais il fut étonné de trouver que la vessie mesurait seulement deux ou trois quarts de pouce, du méat externe à la paroi postérieure. Il n'y avait

(1) SIMS. *American Journal of Obstetrics,* septembre 1889.

pas de corps étranger, mais il pouvait sentir, dit-il, la surface rugueuse et inégale de l'enveloppe interne de la vessie. Il n'y avait en somme rien de pathologique, et il n'arrivait qu'à uné conclusion, celle que ce fût le cas d'un enfant non habitué à vider de lui-même la vessie au moment du besoin.

Cette négligence continuelle arrivait à faire diminuer la capacité de la vessie qui devenait tellement contractée qu'elle ne pouvait plus retenir d'eau du tout. Dans la journée, la malade pouvait dire quand sa vessie était pleine et la vider volontairement. Mais le résultat devait être une paralysie partielle de la vessie qui expliquait que pendant le sommeil la vessie, du fait de sa « petitesse », se remplissait et débordait au point de mettre constamment la jeune fille dans une mare chaude.

L'idée vint à Sims que s'il pouvait augmenter la capacité de la vessie pour faire contenir l'eau sécrétée la nuit, la malade serait guérie. A cette époque, ajoute-t-il, il n'avait pas encore entendu parler de la dilatation forcée de la vessie pour guérir un cas semblable, mais il était familiarisé avec les lavages de la vessie. Il employa un cathéter en argent, avec un petit tube communiquant avec une seringue Davidson d'une contenance d'une once d'eau tiède. A la première expérience, la vessie ne put contenir que trois quarts d'once. Les lavages furent continués tous les jours en progressant de quantité. L'injection provoqua souvent de la douleur, mais la malade, si désireuse de guérir, s'y prêtait très bien.

La quantité d'eau était augmentée d'une demi-once à une once par jour. Au bout de deux mois, elle pouvait contenir douze onces et pour la première fois de sa vie elle se réveilla dans son lit à sec. A partir de ce moment, on augmenta la capacité de la vessie jusqu'au moment où elle put contenir dix-huit onces et sans douleur. Au bout de trois mois, l'incontinence avait disparu complètement et se maintint sans récidive.

Sims ajoute qu'il a eu quelquefois recours avec succès à un courant faradique appliqué directement sur le col de la vessie.

Le deuxième cas cité par Sims est celui d'une jeune femme juive de Ohio, qui perdait ses urines nuit et jour. Elle présentait un bon état général et pas de lésions de l'appareil génital.

La vessie était très contractée, on ne put injecter la première fois qu'une once d'eau. Les jours suivants, on arriva jusqu'à six onces très facilement, puis à douze onces au bout de huit semaines. Arrivée à douze onces elle put conserver ses urines. Sims fait observer qu'il ne faut laisser que très peu d'eau dans la vessie après chaque injection.

Une fois vingt et une onces atteintes, la malade fut guérie et définitivement, car revue plus tard la guérison se maintenait.

Le troisième cas était celui d'une jeune fille juive de 13 ans, non réglée, qui avait toujours pissé au lit. La vessie ne contenait le premier jour du traitement que trois quarts d'once. Augmentation graduelle jusqu'à dix onces. A partir de ce moment la malade put conserver ses urines. La guérison s'était maintenue cinq mois après.

Il a observé deux autres cas de jeunes filles semblables. Il relate encore le cas d'une femme de 50 ans qui, trois ans auparavant avait été prise d'une cystite violente traitée par les moyens ordinaires, mais accompagnée d'une telle irritabilité vésicale que l'urine ne pouvait être conservée plus de cinq minutes. Il n'y avait du reste pas de pus dans l'urine. Au bout de trois mois de dilatation avec de l'eau boriquée, on arrivait à une capacité de trente onces et la malade pouvait rester six heures sans uriner.

Cette méthode de traitement nous a paru intéressante à signaler avec quelques détails.

Nous n'insisterons pas sur les différends appareils imaginés pour remplir le même but, c'est-à-dire dilater la vessie. Citons le pessaire du D\u02b3 Malcolm Niclean qui s'applique d'une part contre la symphyse et dont la contre-pression est faite par l'abdomen. Ces appareils sont en général mal supportés.

Diagnostic général des faux urinaires vésicaux, de la neurasthénie vésicale, avec le tabes à forme vésicale.

Nous avons fait, à propos de chacune des variétés de la névrose vésicale, le diagnostic différentiel avec les affections organiques locales ou de voisinage. Nous avons, en d'autres termes, essayé de différencier les faux urinaires vésicaux d'avec les vrais urinaires vésicaux, c'est-à-dire les fausses cystites d'avec les cystites organiques, les rétentions d'urine nerveuses d'avec les rétentions d'urine symptomatiques, l'incontinence d'urine dite essentielle d'avec les incontinences d'urine symptomatiques.

Nous avons réservé pour un chapitre spécial le diagnostic des faux urinaires vésicaux (irritabilité vésicale, fausses cystites, rétention d'urine et incontinence d'urine) d'avec les manifestations vésicales du tabes si fréquentes qu'elles en constituent très souvent les signes révélateurs.

Nous pensons qu'après l'étude de la neurasthénie urinaire et plus particulièrement de la neurasthénie vésicale le tabes à forme vésicale doit trouver sa place naturelle, puisque dans la pratique courante de la clinique, on devra toujours rechercher l'ataxie locomotrice et ce ne sera qu'après son élimination qu'on fera le diagnostic de la neurasthénie urinaire.

« Les troubles de l'excrétion urinaire sont très fréquents et de plus précoces, ce qui, joint à une individualité symptomatique très marquée, les classe parmi les meilleurs signes du tabes au début. Parfois ils constituent la manifestation initiale de la maladie de Duchenne et naturellement presque toujours alors les malades s'adressent à un chirurgien s'occupant particulièrement des affections des voies urinaires. Celui-ci fait l'examen local et ne trouve absolument aucune lésion du canal, de la prostate ou de la vessie qui puisse expliquer les troubles dont se plaignent les malades. C'est a raison pour laquelle M. Guyon désigne très justement ces malades sous le nom de « faux urinaires » (1).

Les symptômes exclusivement uréthraux sont rares dans le tabes. Fournier ne note que la proportion de 2 p. 100 environ sur les cas de tabes à forme urinaire où il existait comme symptôme prémonitoire une cuisson uréthrale pendant la miction, une sorte de crise uréthrale, de douleur pendant la miction à type permanent ou fulgurant (uréthralgie).

L'anesthésie uréthrale, par contre, peut se rencontrer quelquefois ; les malades n'ont pas la sensation du contact de l'urine pendant la miction. Ils sont obligés de se regarder pour savoir s'ils ont fini d'uriner.

Quelques-uns de ces malades ne peuvent pas uriner dans l'obscurité ; ils ont perdu en quelque sorte le sens musculaire vésico-uréthral.

On peut constater tous les phénomènes du spasme uréthral, associés à des phénomènes vésicaux qui sont de beaucoup les plus fréquents. En effet, M. Fournier a noté sur 100 environ tabétiques à début urinaire :

> 45 fois la parésie vésicale sans rétention
>
> 34 — l'incontinence d'urine.
>
> 8 — la rétention complète.
>
> 6 — l'anesthésie vésicale.
>
> 5 — les coliques vésicales.

Les troubles urinaires peuvent précéder de longtemps les autres manifestations du tabes : 5 ans dans un cas de Fournier (2), 8 ans dans un cas de Féré. La rétention d'urine brusque et complète avait été le premier symptôme prémonitoire à longue distance du tabes. Cette précocité des phénomènes urinaires avant l'apparition de tout autre symptôme tabétique explique que ces faux uri-

---

(1) P. MARIE. *Leçons sur les maladies de la moelle*. 1892.

(2) FOURNIER. Tabes à début vésical. *Semaine médicale*, 8 mai 1884.

naires soient considérés comme de faux urinaires purs névropathiques et non comme des tabétiques. Il en est chez lesquels on a eu soupçonné une pierre vésicale.

Curtis raconte avoir été mandé en consultation par deux médecins, auprès d'un malade chez lequel ils soupçonnaient l'existence d'un calcul et dont l'examen négatif de la vessie fit penser au tabes.

La parésie vésicale est le symptôme le plus fréquent ou du moins le plus précoce. Les malades n'urinent qu'avec effort, ils sont forcés d'attendre un certain temps avant l'apparition de l'urine. Ils sont obligés de pousser. Au lieu de « lâcher l'eau », suivant l'expression vulgaire mais pittoresque, ils sont obligés pour ainsi dire de la « pomper.» en poussant de toutes leurs forces. Avant de voir apparaître la première goutte, ils attendent une à deux minutes, et quelquefois plus, un quart d'heure dans un cas de Fournier. La vessie ne se vide pas en une seule fois, au milieu de la miction l'urine s'arrête tout à coup et ne s'écoule qu'au bout de quelques secondes et après effort et en un jet mince et projeté sans vigueur. Comme le dit Fournier, ces malades n'urinent plus qu' « en plusieurs actes ». On pourrait même dire, avec Marie, que les « entr'actes » sont si longs que les spectateurs, quand il y en a, ne tardent pas à se lasser. Fournier raconte l'histoire d'un de ses clients à qui cette parésie vésicale valut une querelle avec un monsieur dont il avait lassé la patience. Plusieurs malades lui donnaient ce détail typique qu'ils n'osaient plus se risquer dans un urinoir public parce qu'ils craignaient de se faire remarquer des expectants qui attendaient leur tour derrière eux.

Parfois l'effort est assez intense pour provoquer en même temps le besoin simultané de défécation. Un des ses clients racontait à M. Fournier qu'il n'osait plus uriner dans la rue, parce qu'il craignait que l'effort nécessaire à l'expulsion de l'urine ne s'accompagnât de l'expulsion de matières fécales.

Certains malades ne peuvent uriner qu'accroupis, parce que leurs efforts dans cette position ont une plus grande efficacité.

L'incontinence par ordre de fréquence vient après la parésie vésicale. Elle est essentiellement intermittente, souvent exclusivement nocturne, presque toujours partielle, incomplète. L'incontinence d'urine absolue de même que la rétention d'urine complète sont rares.

En général, voici ce qui se produit : quand le malade a besoin d'uriner, une quantité d'urine le plus souvent minime s'échappe involontairement, mais alors le malade réagit pour se retenir. Il se retient en effet pour évacuer le surplus volontairement. La conséquence de cette émission involontaire c'est que les malades sont souvent « mouillés », surtout quand ils sont forcés d'attendre. Quelquefois le matin au réveil, ils ont un petit écoulement d'urine, parfois à propos d'une émotion, d'un mouvement brusque ou de quelque particularité idiosyncrasique, comme ce malade de Fournier qui avait de l'incontinenee quand il mettait ses mains dans l'eau froide.

Ce symptôme est majeur dans le diagnostic du tabes au début, car, toute réserve faite pour l'incontinence symptomatique d'une affection vésicale, il est presque caractéristique du tabes.

Le ténesme, les faux besoins avec douleur très vive pendant ou à la fin de la miction rappelant la cystite du col, s'observent également.

D'autres fois, il y a une véritable anesthésie vésicale. Un client de Fournier pouvait rester une journée entière sans uriner et sans s'apercevoir qu'il n'avait pas vidé sa vessie ; il urinait par raison à des heures fixes.

D'autres fois encore ce sont de véritables coliques vésicales survenant par crises extrêmement douloureuses, comparables comme accuité des souffrances à ces fameuses coliques gastriques du tabes. Cette cystalgie s'accompagne d'irradiations douloureuses dans les membres inférieurs, la région lombaire et le long des cordons spermatiques, irradiations d'autant plus douloureuses que le malade a moins rapidement obéi au besoin d'uriner (Guyon).

Fournier (1) cite un fait observé par Magnan, relatif à un malade qui dans la période préataxique du tabes fut sujet à d'horribles crises vésicales survenant à intervalles variables en moyenne de 15 jours à un mois. Chacune de ces crises apparaissait subitement en déterminant dans la vessie des souffrances atroces avec ténesme, efforts incessants pour uriner et expulsion intermittente de quelques gouttes d'urine, lesquelles n'étaient rendues qu'au prix de contractions déchirantes prodigieusement douloureuses, puis, après une durée de vingt minutes environ, tous ces phénomènes s'apaisaient comme par enchantement, tout rentrait dans l'ordre et le malade ne ressentait plus aucune douleur, urinait le plus facilement du monde, le plus normalement.

Tels sont les symptômes susceptibles de donner le change et faire croire à l'existence de coliques néphrétiques, de cystite aiguë, voire même de calcul vésical.

Geffrier (2) a signalé un trouble urinaire qu'il considère comme pathognomonique, sorte de combinaison de rétention et d'incontinence qui paraît résulter de la perte du sens musculaire qu'il a désigné sous le nom d'*ataxie vésicale*, auquel Féré préfère celui d'incoordination vésicale. Tous ces faits ont été bien étudiés dans la thèse de Geffrier, qui fait de tous ces troubles urinaires que nous venons de passer en revue, c'est-à-dire l'expulsion involontaire et parfois inconsciente d'un filet d'urine, l'incoordination vésicale, l'anesthésie urétrale et vésicale, autant de signes pathognomoniques du tabes. Féré ne partage pas cet avis puisque ces divers symptômes peuvent se rencontrer dans différentes affections spinales ou cérébrospinales.

Quoi qu'il en soit, on peut dire avec Fournier qu'en l'absence de maladie des voies urinaires ces signes doivent faire soupçonner une affection du système nerveux et en particulier l'ataxie qui est la plus fréquente. Cette présomption ne sera pas inutile pour le

(1) FOURNIER. *De l'ataxie locomotrice d'origine spécifique*, 1882.
(2) GEFFRIER. Thèse, Paris, 1884.

malade puisqu'on pourra, trop rarement il est vrai, enrayer l'évolution des lésions médullaires par un traitement intensif.

MM. Héresco (1) et Druelle ont publié en effet récemment l'observation d'un malade syphilitique depuis 15 ans, atteint d'incontinence d'urine aussi bien diurne que nocturne datant de 4 mois, qui avait été précédée de rétention. Cet homme, qui présentait des signes de pseudo-tabes, fut guéri de son incontinence grâce aux injections de calomel.

(1) *Annales des maladies des organes génito-urinaires*, janvier 1899.

CHAPITRE III

Les faux urinaires urétéro-rénaux.

§ 1. — Spasme de l'uretère.

Le spasme de l'uretère, en tant que symptôme isolé simulant la colique néphrétique, si tant est qu'il existe, doit être excessivement rare. Et cependant, comme le dit Lécorché (1), « on ne peut refuser à l'uretère, conduit musculeux, la possibilité de se contracter de manière à produire de la douleur alors même que cette contraction ne serait pas directement provoquée par la présence d'un calcul. Ne voit-on pas tous les jours l'intestin se contracter spasmodiquement sous l'influence d'un état général ? Cette contraction ne peut-elle pas, du reste, être produite par une urine anormale ? Nous n'hésitons pas à l'admettre. C'est la seule manière d'expliquer ces douleurs dont parle Sydenham. L'absence de gravier est la seule caractéristique de cette névralgie qui, à tous les points de vue, ressemble, à s'y méprendre, à la colique néphrétique ».

Le plus souvent, le spasme de l'uretère est provoqué par le cheminement d'un calcul et rentre dans la symptomatologie de la colique néphrétique.

Chopart (2) avait déjà reconnu « qu'on trouve peu d'exemples de spasme des uretères. Les uretères jouissent d'une force tonique ou vitale qui tend à diminuer leur diamètre, à rapprocher leurs parois de l'axe quand ils sont vides ou peu distendus par l'urine. Cette force augmente dans le spasme, mais elle n'est point assez

---

(1) LÉCORCHÉ. *Traité des maladies des reins.* Paris, 1875, p. 578.
(2) CHOPART. *Traité des maladies des voies urinaires*, 1791, p. 229.

puissante pour que ces conduits se resserrent sur eux-mêmes au point d'effacer leur cavité et d'intercepter le cours de l'urine. L'affection spasmodique des uretères provient ordinairement des pierres qu'ils contiennent ou de celles des reins et de la vessie ; elle accompagne souvent la colique néphrétique et peut dépendre de toutes les causes irritatives qui agissent sur ces viscères. Les effets du spasme sont la diminution du cours de l'urine, la clarté et la limpidité de cette humeur, la petitesse et la dureté du pouls, des douleurs dans le trajet des uretères, dans le bassin, à la vessie, aux parties génitales, la rétraction des testicules vers les aines et quelquefois leur gonflement ».

Néanmoins, comme le fait remarquer Féré (1), certaines coliques néphrétiques observées chez les hystériques ont paru reconnaître pour cause un spasme de l'uretère, « mais il est convenable de conserver encore une certaine réserve à cet égard ».

Malgré les progrès de l'instrumentation et du manuel opératoire, malgré l'innocuité absolue que lui reconnaissent certains auteurs, le cathétérisme des uretères n'a pas encore permis, à notre connaissance du moins, de différencier les rétrécissements spasmodiques de ce conduit d'avec les rétrécissements organiques.

Ce chapitre des rétrécissements spasmodiques de l'uretère restera donc encore bien obscur, à moins, nous le répétons, que des cathétérismes de plus en plus courants sous l'influence de l'École de Necker, et bien conduits sans danger pour le sujet, ne viennent projeter un nouveau jour sur cette question.

2. — **Pseudo-urétéro-pyélites. Pseudo-pyonéphroses.**

Pour ce qui est des fausses inflammations de l'uretère, des fausses urétérites et pyélites, il est à penser qu'elles existent et ont été prises quelquefois pour de vraies pyélites.

(1) Féré. *Loco citato.*

Symptômes. — Notre excellent maître, M. Bazy (1), insistait dernièrement encore sur les erreurs de diagnostic dont il a été le témoin, concernant des pseudo-pyélites et des pseudo-pyonéphroses.

Avant d'entreprendre une intervention chirurgicale sur la région du rein qu'on peut actuellement considérer avec la sûreté de l'asepsie, comme sans danger, on ne saurait trop néanmoins se mettre en garde contre les apparences trompeuses d'une tumeur qui peut paraître rénale, alors surtout que la douleur concomitante et la présence de ce qu'on peut prendre pour du pus dans les urines, plaident en faveur d'une pyonéphrose.

Les néphrotomies exploratrices, qu'ont préconisées récemment certains chirurgiens étrangers, n'ont pas encore séduit nos chirurgiens français. L'innocuité de la chirurgie exploratrice, si elle s'étendait au rein, ne doit pas faire renoncer à éclairer de plus en plus les moyens d'investigations cliniques.

On ne saurait donc avoir trop présentes à l'esprit ces causes d'erreur dans l'appréciation des rétentions rénales suppurées. C'est pourquoi nous pensons qu'il est utile de vulgariser ces causes d'erreur. Nous résumerons à cet effet les cas signalés par M. Bazy. Il revient à nouveau sur l'importance qu'il y a à ne pas considérer toute urine trouble, renfermant même des productions glaireuses, comme purulente.

Des sels peuvent en effet quelquefois non seulement donner à l'urine une apparence trouble purulente mais encore former, quand on agite le vase dans lequel ils ont déposé, de longues mèches tourbillonnant au milieu du liquide, d'apparence glaireuse. Dans deux cas cités par M. Bazy l'urine trouble était accompagnée d'une tumeur dans la région du rein gauche qu'on avait prise pour une pyonéphrose.

Il s'agissait d'une hypertrophie de la rate de nature et d'origine indéterminés. Dans un autre cas de M. Bazy, où l'urine était trouble, on retrouvait un traumatisme antérieur sur la région lom-

(1) BAZY. *Annales mal. org. génito-urin.,* mars 1899.

baire droite suivi d'une hématurie passagère. Il existait en outre
une douleur spontanée et à la pression dans la région lombaire. Ce malade avait été envoyé avec le diagnostic de pyélite
d'origine traumatique. On pouvait, en effet, avec quelque apparence de raison, penser à une pyélite possible. Néanmoins on ne
constata pas d'augmentation de volume du rein ni de trouble dans
les urines pendant tout le séjour du malade à l'hôpital. On ne
pouvait donc admettre l'existence d'une pyonéphrose. Il se peut
que l'urine, qui avait été considérée comme purulente, ne fût
qu'une urine chargée de sels.

Dans un autre cas, il s'agissait d'une jeune Égyptienne qui se
présenta à M. Bazy avec le diagnostic de pyélonéphrite gauche,
pour laquelle on avait proposé, à l'étranger, une opération. Elle
avait en effet souffert dans le côté gauche, douleur survenue trois ans
auparavant, brusquement, sans cause appréciable, en même temps
qu'elle avait eu, disait-elle, des urines troubles. Ces urines avaient
été analysées et jamais on n'y avait trouvé, même au moment du
plus fort trouble, de globules de pus. Mais un à deux médecins
avaient, sans analyse et à la simple vue du dépôt, conclu à l'existence de pus. L'examen du dépôt montra qu'il était formé par des
sels : phosphates calciques dans un examen, urates de soude et
acide urique dans un autre examen.

M. Bazy cite deux autres cas où la présence d'une tumeur paraissait imposer le diagnostic de pyonéphrose. L'erreur était donc plus
facile.

Dans le premier, il s'agissait d'un homme de 35 ans, d'apparence bien portante, qui vint voir M. Bazy, accompagné de son
médecin, lequel avait diagnostiqué une pyonéphrose intermittente
en se basant sur : 1° l'existence des douleurs intermittentes dans
le flanc gauche ; 2° sur les urines d'apparence purulente, également intermittente ; 3° sur la présence d'une tumeur dans le flanc
gauche.

L'interrogatoire du malade révéla néanmoins un fait qui éveilla
des soupçons contre l'idée d'une pyonéphrose, c'est que la douleur

du flanc coïncidait avec l'apparition du trouble dans les urines. L'inverse eût été plus en faveur de l'idée de rétention de pus dans le rein, c'est-à-dire l'apparition de la douleur, indice de distension du rein coïncidant avec des urines claires.

Nous reviendrons, du reste, sur ces signes différentiels au diagnostic.

L'examen soigneux de la tumeur annoncée montra à M. Bazy qu'elle était formée par une hypertrophie de la rate : « tumeur occupant le flanc, envahissant l'abdomen en avant, allant bien en arrière dans la fosse lombaire, se déplaçant dans le sens antéro-postérieur, simulant le ballottement rénal, mais ayant en avant une limite tout à fait caractéristique. Elle se terminait par un bord à peu près tranchant et présentait dans son segment inférieur une échancrure (échancrure caractéristique de la rate). Elle était en outre en rapport intime avec la paroi dont nul intestin ne la séparait ».

On fit uriner le malade. L'urine émise était en effet trouble, mais bientôt (trop tôt) apparaissait un dépôt au fond du vase. En agitant le verre, on voyait même, ajoute M. Bazy, un dépôt tourbillonnant dans le liquide sous la forme de larges mèches d'apparence glaireuse. Mais ce dépôt disparut par l'addition de l'acide nitrique. La conviction de la non-existence d'une pyonéphrose était donc complète.

Notre maître cite encore l'observation d'une jeune femme, auprès de laquelle il avait été appelé pour juger de l'opportunité d'une intervention sur une tumeur du flanc gauche qui paraissait bien être une pyonéphrose avec évacuation intermittente. En effet, tout y était : début par une grippe, puis bientôt apparition d'une tumeur dans le flanc gauche, persistance de la fièvre, exacerbations de cette fièvre, douleurs spontanées et à la pression, et enfin, urines troubles, très troubles à certains moments, un peu moins à d'autres. On reconnut du reste que le trouble de l'urine disparaissait sous l'influence de l'acide nitrique. On écarta l'idée d'hydronéphrose en raison des caractères négatifs de cette tumeur. Elle ne fournissait pas les caractères de la rate, car on ne sentait pas de bords tranchants en avant, ni ceux d'une tumeur rénale qui aurait eu un siège plus postérieur et se serait accompagnée de symptômes rénaux.

M. Bazy se décida à faire une incision exploratrice antéro-latérale parallèle au muscle droit. Il reconnut une rate énorme dont le bord antérieur débordait la ligne médiane à droite et allait se cacher profondément dans l'abdomen, recouvert par des anses intestinales, ce qui avait induit en erreur. Voilà donc un exemple de ce qu'on aurait pu prendre pour une pyonéphrose ou plutôt une hydronéphrose, qui n'était autre qu'une splénomégalie !

Diagnostic. — Le diagnostic des vraies pyélites et pyonéphroses d'avec les pseudo-pyélites et pyonéphroses reposera, avant tout, sur l'examen minutieux des urines dont le trouble, même accentué par la présence de flocons glaireux, peut être dû à des sels.

En outre, comme on peut le constater dans l'histoire des malades ci-dessus, on tiendra un grand compte :

1° De la coexistence des douleurs rénales et du dépôt dans l'urine ;

2° De l'absence de douleurs quand l'urine devient claire. En effet, cette intermittence du trouble de l'urine devrait correspondre à une rétention de pus dans le bassinet avec une distension plus ou moins forte du rein, distension qui produit la douleur ;

3° Le défaut de concordance entre les douleurs et la limpidité d'une part, entre l'absence de douleurs et le trouble de l'urine d'autre part, pourra à lui seul faire mettre en doute l'existence d'une pyonéphrose ;

4° De même l'absence de phénomènes généraux et de la fièvre, surtout au moment où les urines sont claires et où du pus peut être retenu, éloignera l'idée de pyonéphrose. La rétention de pus s'accompagnerait, en effet, des phénomènes généraux habituels.

E.   8

Ces signes de distension rénale purulente devront donc toujours être recherchés avant de porter le diagnostic de tumeur rénale septique, de pyonéphrose.

On pourrait être tenté de chercher dans la perméabilité rénale au bleu de méthylène (Achard et Castaigne) ou à la rosaniline tri-sulfonate de soude (1) (Teissier), un élément important pour le diagnostic des pseudo-pyonéphroses. Il n'en saurait rien être puisque, dans le cas de pyonéphrose, l'autre rein est le plus souvent, fort heureusement, sain, ou du moins laisse passer, dans les délais considérés comme normaux, la substance colorante injectée.

On peut se demander néanmoins à quoi peuvent être dues ces douleurs rénales et les symptômes concomitants. Il reste l'hypothèse de la névralgie rénale que nous allons étudier.

§ 3. — **Névralgies rénales. — Néphralgies.**

L'étude des faux calculs du rein se confond avec celle des névr al gies rénales essentielles puisque, le plus souvent, c'est de l'absence de calcul rénal constatée cliniquement et chirurgicalement qu'on conclura à la névralgie rénale. Aussi nous étendrons-nous sur les névralgies rénales.

« A côté des douleurs, des coliques provoquées par de grosses lésions anatomiques du rein ou le passage d'un calcul, il existe des douleurs rénales qui, tout en se présentant avec le même tableau que les précédentes, ne relèvent d'aucune lésion anatomique et constituent de véritables névralgies » (Senator) (2).

La névralgie primitive dont l'existence a été démontrée par l'absence de toute lésion rénale au cours des opérations ou dans les autopsies, était du reste connue des anciens. Elle est extrêmement rare, aussi son diagnostic n'est-il jamais un diagnostic de certitude, mais plutôt de probabilité.

(1) G. DREYFUS. *Contribution à l'étude de la perméabilité rénale*. Thèse Lyon, 1898.

(2) SENATOR. Névralgie rénale. *Berlin. klin. Wochensch.*, 1895, n° 13.

Historique. — Sydenham (1) le premier parle de néphralgie et expose les signes par lesquels on peut distinguer le paroxysme hystérique qui simule la colique néphrétique de la colique néphrétique elle-même, produite par la présence de graviers dans les conduits de l'urine.

Dans des termes analogues Sauvage (2) parle de la néphralgie hystérique et la considère comme une affection purement nerveuse. Alibert (3), en 1817, établit une classification des néphralgies. Il comprend sous ce terme des affections douloureuses variées du rein qu'il divise en : 1° néphralgie calculeuse, 2° néphralgie spasmodique, 3° néphralgie goutteuse. Les caractères de chacune de ces variétés étaient du reste peu tranchés. On retrouve dans le *Journal des progrès* (4) la relation d'un cas de névralgie lombaire, guérie par l'acupuncture et qui avait été prise pour une néphralgie calculeuse. Un cas analogue avait été publié longtemps avant en 1765 par Barailon (5) : douleur aiguë dans le flanc gauche et dans la région du rein sans gravelle. Cette affection avait paru si extraordinaire à l'auteur qu'il avait intitulé sa publication « maladie singulière ».

En 1822, Boyer (6) essaie de différencier la néphralgie calculeuse des autres néphralgies symptomatiques (rhumatisme lombaire, maladies des parties voisines du rein, hystérie). Il établit les éléments du diagnostic par les antécédents héréditaires ou personnels de lithiase, par les conditions de la douleur qui, en cas de calcul, survient toujours après un exercice violent et s'accompagne de l'émission d'une urine rouge et sanguinolente.

La néphralgie admise, il restait à en définir la nature et, pour la première fois Teale (7), en 1830, parle, vaguement il est vrai, de

(1) Sydenham. *Opera*, t. I, p. 278. Genève, 1769.

(2) Sauvage. *Nosolog. method.*, in-4. Amstelodami, t. II, p. 112, 1768.

(3) Alibert. *Nosolog. natur.*, t. I, p. 210, in-4. Paris, 1817.

(4) Strambio. *Journal des progrès*, 1829, t. I, p. 253.

(5) Barailon. *Journ. de méd. et de chir.*, par M. Roux, juillet 1767, t. XXVII, p. 340.

(6) Boyer. *Malad. chirurgicales*. Paris, 1822, t. VIII, p. 493.

(7) Teale. *Edinb. med. and surg. J.*, t. XXXIII, p. 433, 1830.

la néphralgie essentielle du rein en dehors de la lithiase et en tant que névrose même de l'organe.

Chopart (1), à la même époque, s'exprimait ainsi au sujet de la douleur dans les calculs du rein : « On a vu des accès d'hystérisme imiter si bien ceux de la néphrite par la nature, le siège et le trajet de la douleur, par la suppression de l'urine, les nausées et les vomissements, qu'ils pouvaient tromper facilement les personnes même attentives à discerner les caractères particuliers qui désignent l'affection de tel ou tel viscère. »

Rayer (2), dans son *Traité des maladies des reins*, conteste la néphralgie essentielle. Les observations données jusque-là peuvent être aussi bien considérées comme des névralgies lombaires, quelques-unes comme des cas de ce que nous appelons aujourd'hui la colique appendiculaire (un cas de Mignot) (3). Cet auteur avait du reste publié une observation complète de néphralgie guérie par le sulfate de quinine.

Valleix (4) qui avait fait un *traité des névralgies*, ne parle même pas de la néphralgie, qu'il englobe dans les névralgies iléolombaires.

Sandras (5), dans son *Traité des maladies nerveuses*, donne pour la première fois une description détaillée de ce qu'il appelle la névralgie des reins. « Les névralgies des reins ne sont pas communes, si l'on en retranche toutes les lombalgies, toutes les néphrites avec ou sans calculs rénaux, deux sortes d'affections qui, par leur siège et la vivacité des douleurs qu'elles peuvent causer, seront souvent capables d'induire en erreur, étant beaucoup plus communes. Ces névralgies rénales se caractérisent par une douleur de nature névralgique, reconnaissable, pour les malades qui ont éprouvé d'autres accidents de même espèce, par des

(1) CHOPART. *Mal. des voies urin.*, t. I, p. 257, Paris, 1830.

(2) RAYER. *Maladies des reins*, t. III, p. 599, Paris, 1841.

(3) MIGNOT. *Journ. de méd. et chir. prat.*, 1846, p. 155-159.

(4) VALLEIX. *Traité des névralgies ou affections douloureuses des nerfs.* Paris, 1841.

(5) SANDRAS. *Traité des maladies nerveuses*, t. II, Paris, 1851.

sensations très pénibles dans la région des reins, une sensibilité excessive au toucher dans ces régions. Il n'y a ni chaleur, ni tuméfaction appréciable de l'organe, souvent on voit un peu de malaise de l'estomac, des vomituritions ou des vomissements ; les urines restent claires, nerveuses, elles sont rendues souvent et en abondance, ne sont troubles et épaisses que par exception. L'apparition de la douleur est brusque et capricieuse, son intensité arrive immédiatement à son maximum, puis se produisent des intervalles sans douleurs et presque comparables à la santé. Il n'y a point de pissements de sang, ni de tuméfaction du rein, ni de chaleur : la réaction fébrile est nulle ou presque nulle. Les accidents persistent longtemps sans que des désordres matériels se manifestent même dans la nature des urines. Cette affection se voit chez des sujets qui ont une hérédité névralgique très prononcée. »

Quelques années plus tard, Texier (1) de Villefagnon donne une étude soignée des signes cliniques qui caractérisent et distinguent la néphralgie.

Malgré cela Laboulbène (2), dans sa thèse d'agrégation, ne fait que mentionner, tellement elles sont rares, les névralgies rénales. « Il croit simplement qu'il s'agit dans ces cas-là de congestion légère de l'organe analogue à celle que Beau a décrite dans l'hépatalgie. » Lécorché (3), comme nous l'avons déjà vu, défend l'existence de la néphralgie.

Peu de temps après, en 1876, Maurice Raynaud (4) publiait une observation curieuse de néphralgie, au cours d'une ataxie locomotrice : les crises avaient tout à fait l'allure de la colique néphrétique, l'auteur reconnut cependant qu'il ne s'agissait pas de colique d'origine calculeuse. L'autopsie confirma le diagnostic porté pendant la vie en montrant la sclérose médullaire et l'ab-

(1) TEXIER. *Moniteur des Sc. méd. et pharmac.*, 1860, p. 121 et 131.
(2) LABOULBÈNE. *Des néphralgies viscérales*. Thèse d'agrégation, Paris, 1860, p. 74.
(3) LÉCORCHÉ. *Traité des maladies des reins*. Paris, 1875, p. 578.
(4) MAURICE RAYNAUD. Des crises néphrétiques dans l'ataxie locomotrice. *Archiv. génér. de méd.*, 1875, p. 325.

sence de toute lésion rénale. C'était la première fois qu'une démonstration anatomique se faisait de la névralgie d'origine médullaire.

Axenfeld et Huchard (1), tout en admettant l'existence possible de néphralgies, font des réserves à ce sujet. Il fallait d'abord qu'on eût constaté l'absence de toute altération matérielle de l'appareil urinaire et prouver qu'on ne s'est pas laissé tromper par une douleur lombaire ou une névralgie du plexus lombaire.

Les progrès de la chirurgie opératoire des reins, tant à l'étranger qu'en France, allaient permettre de faire constater, par une exploration négative des reins, l'erreur des cas diagnostiqués « calculs du rein. »

La clinique et l'intervention démontraient la réalité de ces douleurs rénales sans calculs. Mathews Duncan (2) en 1878 et 1879, étudiait dans un court travail quelques-uns de ces cas en particulier. Kirkham (3) en 1885, Harrisson Younge (4) en 1887 apportaient de nouvelles observations, et Ralfe (5) la même année présentait au Congrès médical de Dublin une série de faits cliniques avec des considérations sur les causes et la pathogénie des néphralgies. Malécot (6) réfuta les théories du médecin anglais. Pour lui, tous les cas de néphralgies, de reins douloureux sont des cas de lithiase où l'observation a été incomplète, insuffisante ou trop courte ; il en sera de la néphralgie comme de l'hépatalgie de Beau. Nous citerons encore une observation de Sabatier (7) et un mémoire de Mac Lane Tiffany (8) qui rassemble 21 observations de néphral-

(1) AXENFELD et HUCHARD. *Traité des névroses*, Paris, 1883, p. 207.

(2) MATHEWS DUNCAN. Neuralg. Kidney. *Med. Times*, 16 nov. 1878 et 8 mars.

(3) KIRKHAM. Néphralgie simulant une colique néphrétique. *Med. Times*, 4 avril 1885.

(4) HARRISSON YOUNGE. Névralgie simulant un calcul du rein. *Brit. med. J.*, sept. 1887, p. 675.

(5) RALFE. Sur certaines névralgies (néphralgies) simulant les calculs du rein. *Brit. med. Journ.*, 28 janv. 1881, p. 182.

(6) MALÉCOT. *France médicale*, 25 oct. 1887.

(7) SABATIER. Néphralgie hématurique. *Revue de chirurgie*, 1889.

(8) MAC LANE TIFFANY. Division of the capsule of the Kidney for the of reliefnephragia. *Annals of Surgery*, p. 104, août 1889.

gies pour préconiser comme traitement la division de la capsule.

Nous trouvons enfin une observation rapportée par Legueu (1) de névralgie rénale chez un névropathe, chez lequel une exploration rénale après incision lombaire fut négative et fut suivie d'une amélioration passagère jusqu'au jour où le malade apprit, par une indiscrétion, que le calcul qu'il croyait avoir été enlevé, n'avait pas été trouvé.

Legueu discute le diagnostic de ce cas et conclut à celui de néphralgie chez un névropathe, ou pour mieux dire à une névralgie rénale idiopathique chez un héréditaire névropathique.

Comme nous le verrons plus loin, on pourrait discuter ce cas et se demander si les phénomènes présentés par ce malade n'étaient autre qu'une crise d'hystérie avortée avec polyurie nerveuse, une sorte d'hystérie locale.

Néanmoins Legueu, après avoir rappelé les observations de Ralfe, Le Dentu (2), Maurice Raynaud, qui mettent en doute l'existence d'une néphralgie essentielle et après avoir rejeté le terme de néphralgie qui, comme celui de cystalgie, doit disparaître, à son avis, de la nosologie médicale, admet l'existence de la névralgie rénale idiopathique sans altération de l'appareil urinaire ou d'un autre organe.

L'auteur s'appuie pour établir la réalité de cette entité morbide, la névralgie rénale, sur : 1° l'examen des observations cliniques simples ; 2° les observations suivies d'explorations rénales ; 3° les observations suivies de néphrectomies.

« La névralgie rénale existe donc réellement idiopathique ou symptomatique ou réflexe, elle mérite de prendre place dans le le cadre nosologique à côté des autres névralgies viscérales connues vérifiées et démontrées. Quelle est l'altération des nerfs du rein dans ces cas de névralgie ?

Est-ce une irritation partie des centres ou une excitation partie

(1) LEGUEU. Des névralgies rénales. *Annales des mal. des org. génit.-urin.*, août 1891, p. 564.

(2) LE DENTU. *Mal. chirurgicales du rein*, 1891.

de la périphérie ? Y a-t-il névralgie ou névrite ? on ne sait rien de précis sur ce sujet. » Si la lecture des observations rapportées par M. Legueu permet d'admettre l'existence de la névralgie symptomatique d'origine tabétique, par exemple (cas de Beau), en outre, nous avouons que les arguments de M. Legueu nous laissent moins convaincu de l'existence d'une névralgie rénale idiopathique. Il faut tenir compte que les médecins ou chirurgiens qui ont observé les malades sur les observations desquels Legueu base son opinion, connaissaient moins bien les manifestations de l'hystérie, cette grande simulatrice comme on l'a dit, que nous ne les connaissons aujourd'hui ; que d'autre part on ne pratiquait pas aussi volontiers l'incision du rein, ce qui est indispensable pour affirmer non l'absence absolue de pierre, mais la probabilité de la non-existence.

Comme l'objecte Shepherd (1) à propos d'un cas de soi-disant néphralgie où une première exploration du rein fut négative et où une deuxième intervention, avec incision rénale cette fois-ci, fit trouver une pierre méconnue, nous pensons avec cet auteur que « plusieurs des cas appelés néphralgies sont probablement dus à une petite pierre cachée dans le rein sans qu'elle produise aucune altération sérieuse de l'organe ».

Nous pensons qu'il faudra, dans ces cas de néphralgie où on a des raisons sérieuses de douter de l'existence d'une pierre, rechercher tous les stigmates de la névrose, soumettre le malade à tous les moyens susceptibles de produire une suggestion curatrice en cas de néphralgie-névrose.

C'est ainsi que nous avons pratiqué pour un malade (obs. 77) manifestement névropathe, qui se plaignait depuis plusieurs années avec des intermittences de bien-être, de douleurs dans le rein gauche. Nous ne retrouvions pas les signes caractéristiques du calcul rénal, la douleur n'était pas provoquée par les mouvements et calmée par le repos ; il n'existait pas d'hématurie ; pas de signe local dans la région lombaire. Le malade racontait, il est vrai, avoir fait

(1) SHEPHERD. *Montreal médical Journal*, vol. XVII, 197.

plusieurs années auparavant une saison à Contrexéville où il avait eu une crise légère de colique néphrétique. On pouvait penser, avec quelque apparence de raison, à une néphralgie idiopathique chez un sujet manifestement nerveux.

Nous le soumîmes à plusieurs reprises aux rayons X sans résultat. Les douleurs reparurent. Il fut envoyé à la Salpêtrière où l'on constata des stigmates de névropathie générale, mais où l'on conclut néanmoins à une néphralgie symptomatique.

Le résultat négatif de la suggestion indirecte et du traitement antinerveux qui fut également institué, les commémoratifs d'une colique néphrétique auraient certainement amené notre maître M. Bazy à pratiquer tout au moins une exploration chirurgicale du rein. Mais un heureux hasard fit que le Dr Boursier, de Contrexéville, qui assistait à l'interrogatoire du malade, retrouva dans ses notes son observation, laquelle relatait qu'il avait eu une hématurie légère à Contrexéville (des globules du sang avaient été constatés au microscope). Ce renseignement vint confirmer de plus en plus la conviction de M. Bazy et nous, en l'existence d'une néphralgie symptomatique d'un calcul du rein datant sans doute de l'enfance.

La néphrotomie, pratiquée à quelques jours de là, fit découvrir un calcul dans le bassinet. Ce calcul, du volume d'une noisette, était formé d'oxalate.

Voilà donc un exemple de calcul rénal qui ne se manifestait que par des douleurs localisées et non spécialement provoquées par les mouvements.

Il se peut que beaucoup de calculs rénaux datant de l'enfance ou non restent aussi insidieux et puissent faire penser, chez un sujet névropathe, à de la névralgie idiopathique.

Du reste, est-ce que la néphroptose ne s'accompagne pas de ces mêmes phénomènes douloureux? Est-ce qu'elle n'est pas une manifestation de la neurasthénie générale? Quand le rein est très mobile et accessible à la palpation, le doute n'est pas possible; mais ne peut-on pas penser qu'il y a des degrés divers dans la mobilité? Le retentissement fonctionnel et douloureux n'est pas toujours en rapport avec le degré de mobilité.

Il se pourrait donc que les névralgies rénales considérées comme idiopathiques ne fussent autres que des reins à mobilité limitée, il est vrai, non accessible, mais réelle. Tuffier (1) en a signalé un cas où le rein était d'une mobilité très restreinte, qui revêtait le tableau symptomatique de la colique néphrétique et du calcul du rein et qui fut guéri par la néphropexie.

Somme toute, nous serions assez disposé à faire rentrer la névralgie rénale dans la névropathie générale, d'en faire une variété de la neurasthénie urinaire : la neurasthénie rénale.

L'observation de Sabatier, dans laquelle la néphralgie s'accompagna d'hématurie, peut être un exemple de ces hémorrhagies névropathiques dont on trouvera la description dans les articles de Lancereaux (2) et Renaut (3) et que d'autres auteurs, depuis, ont signalé dans l'hystérie ou les affections médullaires (ecchymoses spontanées chez les tabétiques (Straus), etc.

A côté de l'ataxie, se trouve l'hystérie comme susceptible, à elle seule, de provoquer tous les signes douloureux des calculs du rein, l'hématurie s'y ajoute souvent pour rendre l'analyse complète.

Morris (4), dans un travail important où il a surtout en vue les difficultés du diagnostic du calcul rénal, rappelle deux erreurs de diagnostic dans des cas d'hystérie.

Un jeune homme, observé par Hulke à Middlesex Hospital, se plaignait de douleurs violentes dans les reins et la région inguinale ; il avait eu à plusieurs reprises des hématuries. Il fut exploré sans résultat, plus tard il guérit complètement sous l'influence de la suggestion et d'un traitement insignifiant.

(1) TUFFIER. Pseudo-coliques néphrétiques. *Semaine médicale*, 1893.

(2) LANCEREAUX. *Traité d'anatomie pathologique générale*, t. I, p. 558. Paris, 1875 et 1877.

(3) RENAUT. Art. Hémorrhagie du *Dictionnaire encyclopédique des Sc. médic.*, p. 353. Paris, 1888.

(4) MORRIS. An address on some points in the surgery of the Kidney. *Brit. med. Journ.*, 1885, p. 311.

L'autre fait rapporté par Morris concerne une jeune femme qui éprouvait tous les signes du calcul rénal, douleur, hématurie, crises néphrétiques. Elle présentait en outre des signes très manifestes d'hystérie et Morris refusa de l'opérer. Un autre chirurgien l'opéra plus tard; il n'y avait pas de calcul.

Morris, dans le même travail, mentionne une erreur en sens inverse commise par Owen Rees, qui crut à l'hystérie dans un cas où l'opération vérifia la présence d'un calcul (il y avait à la fois douleur lombaire et hématurie). Lorsqu'aux douleurs s'ajoutent, comme dans ce cas, les hématuries, il est clair que le diagnostic est absolument impossible, l'incision exploratrice peut seule renseigner.

Il peut y avoir enfin des hémorrhagies rénales sans lésions connues ou appréciables vérifiées par l'exploration directe du rein après incision lombaire, qui seraient dues à une sorte d'hémophilie rénale, comme Broca (1) en a signalé un cas.

Etiologie. — Si tant est qu'elles existent, les névralgies rénales idiopathiques sont incontestablement très rares.

C'est à peine si Legueu a pu en réunir une quinzaine d'observations.

Elles se rencontreront de préférence, comme toutes les manifestations de la neurasthénie urinaire, vers l'âge moyen (20 à 50 ans) et chez l'homme. Chez la femme la menstruation et la grossesse pourront constituer des causes prédisposantes.

Ralfe (2) pense que la congestion rénale qui, physiologiquement, s'établit au moment des règles, prépare le terrain à la névralgie. De même pour la grossesse (Duncan).

Mais ce seront l'hystérie ou la neurasthénie qui constitueront la véritable cause, le terrain commun sur lequel germeront toutes les pseudo-névralgies de l'appareil urinaire depuis l'urèthre jusqu'au rein.

(1) BROCA. Hémophilie rénale ou hémorrhagies rénales sans lésions connues. *Annales des mal. des org. génito-urin.*, octobre 1894.

(2) RALFE. *Loco citato*, p. 182.

Le paludisme aurait parfois déterminé la névralgie rénale (cas de Kirkam, Harrisson Younge, Texier, Mignot), qui viendrait augmenter le nombre des névralgies malariennes.

Le traumatisme agit dans quelques cas (Kendal, Francks, Ralfe) comme cause déterminante. Pourquoi ne produirait-il pas sur le rein les mêmes effets de l'hystéro-traumatisme que sur les autres organes ?

Symptômes. — Quels seront donc les signes de la névralgie rénale ? Elle serait caractérisée, d'après Axenfeld et Huchard qui en ont donné seuls une description, par une vive douleur lombaire qui paraît parfois se propager le long de l'uretère, s'accompagne de vomissements et cède à l'emploi des narcotiques et des antispasmodiques. Le plus souvent le début en est brusque, soudain par une douleur intense, violente, sans cause occasionnelle appréciable.

D'autres fois, la douleur survient à la suite d'un refroidissement, d'un traumatisme, d'un effort.

L'hématurie peut suivre de quelques instants la douleur. Celle-ci peut se manifester sous forme de crises rappellant en tous points la colique néphrétique d'origine calculeuse, accompagnées de troubles de la miction, de durée et de fréquence variables. Mais dans l'intervalle des crises, la douleur reste encore la manifestation principale de la névralgie.

Il serait vraiment surperflu de s'étendre sur la description de ces crises douloureuses dont le complexus symptomatique est semblable pour toutes les affections douloureuses du rein.

Diagnostic. — Le diagnostic de la névralgie rénale idiopathique sera à faire presque exclusivement avec le calcul. M. Legueu discute longuement ce diagnostic qui reposera essentiellement sur les caractères de production de l'hématurie. Les signes subjectifs, quand ils existent seuls, demanderont à être analysés. La douleur caractéristique du calcul est celle qui se produit sous l'influence de la marche, des mouvements et cesse par le repos ; dans la névralgie, la douleur n'a pas ces caractères tranchés.

L'hématurie qui se produit toujours, provoquée par les mêmes mouvements et cesse par le repos, est à elle seule caractéristique du calcul ; dans la névralgie l'apparition du sang dans les urines n'affecte pas cette intermittence si spéciale et si nettement provoquée.

Il faudra avoir soin néanmoins au préalable, avant d'admettre l'existence présumée d'une névralgie rénale idiopathique, d'éliminer les névralgies pariétales : le lumbago, la névralgie lombo-abdominale type avec ses points, lombaire, iliaque, hypogastrique, inguinal. Dans la névralgie iléo-lombaire, le point postérieur se trouve au point d'émergence des branches postérieures des paires rachidiennes, c'est-à-dire, entre le sacro-lombaire et le long dorsal. La douleur rénale a son siège et son maximum plus en dehors.

La névralgie lombaire, qui est le plus souvent symptomatique du mal de Pott, s'accompagne de rigidité du tronc.

D'après M. Le Dentu, dans la névralgie, la percussion ne réveille aucune douleur, elle provoquerait toujours au contraire une réaction du côté du rein lorsqu'il y a calcul.

Restera à faire le diagnostic des névralgies rénales symptomatiques.

1° NÉVRALGIES DUES A DES LÉSIONS DU SYSTÈME NERVEUX. — Au cours des maladies de la moelle, on observe des douleurs symptomatiques du côté des nerfs lombaires et du plexus rénal. Rayer [1] connaissait ces manifestations douloureuses.

« Ces douleurs, que quelques auteurs ont décrites comme une véritable névralgie et qui simulent quelquefois une colique néphrétique, dépendent peut-être plus d'une affection de la moelle épinière et des nerfs lombaires que d'un état de souffrance du plexus rénal. »

La névralgie du rein pourra être au nombre des viscéralgies de la période préataxique du tabes. Maurice Raynaud, comme nous

[1] RAYER. *Loco citato*, p. 599.

l'avons vu, est le premier à avoir signalé un fait de ce genre que l'autopsie permit de vérifier. Péan opéra pour [une néphralgie intense et de cause inconnue un malade qui fut, plus tard, ataxique et dont la névralgie rénale avait été la première manifestation de la sclérose médullaire.

2° NÉVRALGIES RÉNALES DUES A DES LÉSIONS DE L'APPAREIL URINAIRE. — Les névralgies rénales pourront bien plus souvent encore être symptomatiques des maladies de l'appareil urinaire.

a) De même que les affections du rein retentissent sur la vessie, de même les affections de la vessie pourront retentir sur le rein pour y déterminer des phénomènes douloureux de caractère et d'intensité variables. Dans ces cas la névralgie rénale est réflexe.

Les cystalgies réflexes, comme nous l'avons vu, sont bien plus fréquentes (1). Morris a observé plusieurs cas de douleurs exclusivement rénales provoquées par des calculs vésicaux. Il a rapporté trois cas où des malades, dont la vessie avait déjà été explorée négativement, étaient venus pour se faire explorer le rein. Avant de procéder à une incision exploratrice, Morris crut utile de faire un nouvel examen de la vessie sous le chloroforme et découvrit dans les trois cas des pierres volumineuses méconnues. Legueu (2) a observé un malade de vingt ans qui ne se plaignait que du rein gauche et portait cependant un calcul vésical dont rien dans l'histoire du malade ne permettait de supposer l'existence.

b) Les maladies de la prostate ont, dans quelques cas, agi par voie réflexe sur le rein. Morris (3) cite encore le cas d'un homme qui se plaignait d'une douleur vive dans la région du rein, laquelle, jointe aux troubles de la miction, pouvait à la rigueur se rattacher à l'existence d'une pierre rénale.

Mais on trouva la prostate indurée et douloureuse; l'incision rénale fut ajournée et quelque temps après, un abcès de la prostate

(1) HARTMANN. *Loco citato.*
(2) LEGUEU. *Loco citato.*
(3) MORRIS. *Surgical diseases of the Kidney.* London, 1886.

se produisait, qui avait été le point de départ du réflexe vésico-rénal.

Dans un fait rapporté par Murchison (1), c'est un abcès développé entre le rectum et la vessie qui était le point de départ de crises paroxystiques dans le rein droit s'accompagnant de rétraction du testicule. Après l'ouverture et l'évacuation de l'abcès les symptômes rénaux disparurent.

c) Les altérations de l'un des reins sont susceptibles de retentir sur leur congénère pour y réveiller des phénomènes douloureux localisés exclusivement au côté sain. Knowsley Thorston (1887), dans plusieurs communications faites à la Clinical Society of London, affirme que tous les signes de la présence d'un calcul dans le rein peuvent être causés par une pierre siégeant dans le rein opposé. M. Guyon a insisté sur ces manifestations du réflexe réno-rénal qui est le plus souvent provoqué par l'exploration du rein malade.

Comme le fait remarquer Morris (2), ces douleurs réflexes, ces troubles sympathiques doivent être connus du chirurgien qui peut être ainsi exposé à inciser un rein sain, comme c'est déjà arrivé (Rickmann Godlee).

d) Nous signalerons encore comme causes de névralgies rénales :

Les affections du rein correspondant ; témoin le cas de pyélite légère de Belfield (3) où les lésions minimes n'étaient pas en rapport avec l'intensité des phénomènes douloureux.

Les troubles fonctionnels de la sécrétion urinaire. « La simple acidité de l'urine, dit Morris, peut, chez un goutteux, provoquer des symptômes absolument analogues à ceux du calcul : hématuries légères, pyurie avec douleurs testiculaires. »

Dans ces cas, il nous semble que la médication alcaline en combattant l'hyperacidité lèvera tous les doutes comme dans les fausses uréthrites et les fausses cystites dues à la même cause. Ralfe reconnaît, lui aussi, une classe distincte de néphralgies pro-

(1) Cité par RALFE. *Loco citato.*
(2) MORRIS. *Brit. med. Journ.*, février 1885, p. 311.
(3) BELFIELD. *New-York med. Record*, mai 1887.

voquées par l'oxalurie, la lithurie et même la phosphaturie. Il est certain que, dans la détermination de ces névralgies rénales symptomatiques, il faudra, comme dans toutes les autres viscéralgies, tenir compte de la prédisposition individuelle et du terrain névropathique. Il se peut que de toutes petites concrétions qui se développent dans les reins goutteux soient susceptibles de réveiller le complexus symptomatique de la névralgie rénale la plus intense.

Une observationde M. Le Dentu, dans laquelle la simple néphrotomie suffit à mettre un terme définitif aux douleurs persistantes depuis plusieurs années, chez un malade dont l'incision du rein permit de sentir quelques graviers qu'on n'enleva pas, est un exemple de cette prédisposition individuelle qui explique la disproportion qui peut s'établir entre un gravier insignifiant et des symptômes très gravement accusés.

Nous n'insisterons pas sur les névralgies rénales réflexes consécutives à des maladies des organes voisins.

Nous avons déjà parlé des névralgies paludéennes, que l'influence favorable de la quinine fera rattacher à leur véritable cause.

Traitement. — Le traitement des névralgies rénales idiopathiques est lié au diagnostic. Nous voulons dire plutôt que l'exploration rénale aura avant tout pour but de parfaire le diagnostic et que c'est l'absence de lésion rénale et le plus souvent de calcul rénal qui permettra, par exclusion de toutes les causes de névralgies symptomatiques, de s'arrêter à l'idée de névralgie idiopathique.

On ne saurait en effet, pensons-nous, pratiquer de propos délibéré une incision rénale exploratrice comme traitement curateur de la névralgie rénale.

Si les résultats favorables qu'on a constatés à la suite des néphrotomies exploratrices s'expliquent, pour certains auteurs, par la suppression de la tension du parenchyme rénal congestionné, grâce à l'entrebâillement des lèvres de la capsule après l'incision, nous sommes porté à croire qu'il faut attribuer à la suggestion le principal rôle dans ces guérisons.

Du reste, le malade qui a fait l'objet du mémoire de M. Legueu en est le meilleur exemple.

C'est pourquoi, avant d'entreprendre une intervention chirurgicale sur la région lombaire et, à plus forte raison, l'incision exploratrice du rein, pour si inoffensives que puissent être actuellement, sous le couvert de l'asepsie, ces opérations, nous conseillerions d'user d'un moyen de suggestion quelconque, autre du moins que celui produit non par le simulacre, mais bien par l'opération elle-même.

A ce point de vue, les rayons X, qui nous ont donné quelques résultats dans les autres manifestations de la névrose urinaire, pourront être essayés, appliqués sur la région rénale. Avec les rampes lumineuses intenses, que de nouveaux appareils produisent, il est certain que cette apparition, dans une chambre noire, d'une traînée lumineuse peut avoir, chez un névropathe, une influence suggestive intense.

On pourra essayer de bien d'autres moyens suggestifs, soit externes, soit internes médicamenteux, comme l'emploi à l'intérieur du bleu de méthylène. Ce n'est que quand ils seront épuisés sans succès qu'on se décidera à pratiquer une intervention qui pourra être à la fois exploratrice et curatrice.

Comme le dit Senator (1), « le traitement est presque toujours dirigé dans l'idée que l'on se trouve en face de colique néphrétique d'origine calculeuse. Quand il échoue et si les douleurs deviennent intolérables, on peut tenter la néphrotomie, la néphrectomie ou encore la simple dénudation du rein. L'intervention, d'abord purement exploratrice, amène souvent la guérison par un mécanisme difficile à préciser mais dont les éléments sont probablement la libération des nerfs d'exsudats imperceptibles, la suggestion peut-être. »

Bien souvent on pourra constater un rein à mobilité limitée, qu'il suffira de fixer, un rein déplacé qui pourra donner lieu aux symp-

(1) SENATOR. *Loco citato*.

E.9

tômes de la colique néphrétique, ce qui nous amène à parler des pseudo-coliques néphrétiques.

On pourra nous reprocher d'empiéter sur le domaine de la clinique interne et de nous écarter de notre sujet : les faux urinaires.

Mais la lithiase urinaire est si intimement liée aux affections chirurgicales du rein, au calcul du rein, au calcul vésical, à la pyélite, la pyonéphrose que nous ne croyons pas déroger à notre titre en nous arrêtant un instant sur ce qu'on peut appeler les fausses coliques néphrétiques, puisqu'au surplus elles peuvent faire partie du diagnostic des névralgies rénales.

§ 4.— Les fausses coliques néphrétiques et les faux calculs du rein.

Dans une leçon clinique, M. Tuffier (1) relate l'observation d'une malade jeune qui présentait depuis deux ans des accès francs de colique néphrétique, accès s'aggravant sans cesse et ne s'accompagnant ni d'hématurie ni d'expulsion de graviers, ce qui pouvait faire penser à la présence d'un calcul retenu dans le bassinet. Ce diagnostic fut éliminé. On ne retrouvait pas, en effet, les symptômes habituels du calcul rénal : douleur fixe, lombaire, et hématurie provoquées par les mouvements, absence antérieure d'évacuation de sables ou graviers.

L'auteur porta le diagnostic de *pseudo-colique néphrétique probablement symptomatique d'une mobilité anormale peu étendue mais bien nette du rein droit.*

Le traitement médical ainsi qu'une tentative de suggestion avaient échoué. On avait en effet chloroformisé la malade pour lui faire croire qu'on l'avait opérée d'une pseudo-pierre du rein. Les crises ayant reparu, on se décida à pratiquer l'incision lombaire, non pas tant dans un but d'exploration seule mais dans un but curateur. Le rein, le bassinet et l'uretère furent trouvés sains et dépourvus de calcul, mais le rein paraissant mobile fut fixé.

(1) TUFFIER. *Semaine médicale*, 1893, p. 481.

Cette néphropexie suffit à guérir définitivement la malade puisque, revue un an après, elle affirma n'avoir plus souffert depuis cette opération.

Si nous avons tenu à reproduire cette observation, c'est parce qu'elle nous a paru être un exemple très net d'accès grave de colique néphrétique sans lithiase rénale, sans aucune lésion appréciable du rein, sans aucune cause ni signe d'obstruction urétérale. La cause de cette pseudo-colique néphrétique ne pouvait donc être que la mobilité anormale du rein. M. Tuffier ajoute qu'il a vu des cas où différents états pathologiques (la tuberculose rénale en particulier) peuvent provoquer de la colique néphrétique sans obstruction urétérale, de même qu'il peut y avoir des états douloureux rappelant la colique néphrétique sans distension du rein. Aussi se basant sur les connexions vasculaires du rein avec les plexus des nerfs abdomino-génitaux, admet-il qu'une congestion du rein s'accompagnant d'une réplétion de même ordre de ce plexus suffit à expliquer le siège et les irradiations douloureuses lombo et abdomino-génitales. Il est probable, dit-il, que les troubles vasculaires jouent un rôle dans les accès douloureux de la mobilité rénale, et la fixation de l'organe, en remédiant à la coudure de la veine rénale, expliquerait le succès thérapeutique.

Dans tous les cas, le syndrome colique néphrétique peut résulter de lésions variables du rein avec ou sans lésions de l'uretère. Il ne faudra pas se hâter de conclure de la colique néphrétique à la lithiase rénale, pas plus que de l'absence des symptômes classiques du calcul du rein à l'existence de la névralgie rénale. « Il semble que dans le chaos des névralgies rénales, on ait rangé plusieurs affections rénales (rein mobile avec ou sans hydronéphrose intermittente, tuberculose rénale, pyélites et néoplasmes) et surtout certains états congestifs du rein » (Tuffier).

Bien que nous soyons disposé à admettre que les pseudo-calculs du rein et pseudo-coliques néphrétiques puissent se reconnaître de la mobilité rénale, il faut néanmoins songer que des calculs peuvent se développer dans un rein mobile.

Malgré la rareté de cette coexistence qui a été signalée par Morris (1), quelques faits de cette nature publiés par Jordan Lloyd (2), Howard-Marsch (3) et par Mac Cosh (4), témoignent assez des difficultés du diagnostic.

Dans le cas de Mac Cosh, il s'agissait d'une femme de 28 ans qui souffrait continuellement et depuis son enfance de douleurs dans la région du rein droit avec irradiations dans l'abdomen et la ligne blanche. Pas de troubles vésicaux : urines claires. Le rein était abaissé, et il était difficile de dire si les douleurs tenaient à la mobilité du rein ou à la présence d'un calcul. Dans les derniers temps, cependant, Mac Cosh trouva dans l'urine des traces de pus et de sang ; il posa le diagnostic de calcul et l'opération confirma ses prévisions, il y avait calcul et rein mobile.

En résumé, donc les faux calculs du rein sont plus fréquents qu'on ne semblerait le croire, surtout quand on connaît la magistrale description clinique du calcul rénal de M. Guyon.

Il est bon cependant d'avoir présents à l'esprit ces cas de pseudo-coliques néphrétiques signalés par M. Tuffier, dus à un rein mobile, les cas de pseudo-coliques néphrétiques et pseudo-calculs rénaux, dus aux crises rénales des ataxiques, les cas de pseudo-coliques néphrétiques et calculs du rein, dus à l'hystérie, et enfin ceux qui, très rarement, il est vrai, ne sont que des névralgies rénales essentielles.

La connaissance de ces pseudo-calculs du rein nous paraît, par son importance, mériter toute l'attention du chirurgien, puisqu'il pourra éviter ainsi des néphrotomies uniquement exploratrices.

(1) MORRIS. *Surgical diseases of the Kidney*, London, 1886.
(2) JORDAN LLOYD. Practical observations on Kidney stone and Kidney mobility. *The practitioner*, 1887, t. XXXIV, p. 171.
(3) HOWARD-MARSH. *Clin. Soc. of Lond.*, 5 fév. 1887.
(4) MAC COSH. *Andress New-York J.*, april 14, 1888.

CHAPITRE IV

Les faux urinaires glycosuriques.

Après avoir passé en revue les manifestations de la neurasthénie urinaire sur l'urèthre, la vessie, l'uretère, les reins, nous terminerons par l'étude des faux urinaires glycosuriques qui ont été signalés par notre maître, M. Bazy.

On peut se demander si la dyscrasie glycosurique ne peut pas, à elle seule, retentir sur l'appareil urinaire pour donner lieu aux symptômes de la neurasthénie urinaire que nous venons de parcourir.

Peut-on, en présence d'un symptôme urinaire non en rapport avec une lésion organique, penser à la glycosurie?

Des symptômes faux-urinaires peuvent-ils, en d'autres termes, compter au nombre des signes révélateurs du diabète.

La pollakiurie peut-elle, par exemple, constituer un des petits accidents du diabète tout comme notre maître, le professeur Dieulafoy en a fait un des nombreux petits signes du brightisme et non des moins importants ?

Nous nous reporterons tout d'abord au premier travail de M. Bazy (1). « Une pratique un peu étendue des voies urinaires amène à voir forcément un assez grand nombre de malades qui n'ont d'autre mal du côté de leurs voies urinaires que celui qu'ils ressentent.

Je veux dire qu'après l'examen le plus complet, on ne trouve chez eux aucun signe physique ni tiré du palper manuel ou ins-

(1) BAZY. Étude sur les faux urinaires et en particulier sur les faux urinaires glycosuriques. *Archives générales de médecine*, 1890, p. 418.

trumental, ni tiré de l'examen physique des urines, qui puisse permettre d'affirmer l'existence d'une lésion ; d'autre part, rien non plus n'autorise à rattacher les troubles urinaires à une affection médullaire, cérébrale ou nerveuse comme pouvant déterminer des accidents semblables. Sur les nombreux faux urinaires que j'ai eu l'occasion de voir, j'ai rencontré un certain nombre de cas où les troubles vésicaux étaient justiciables de la glycosurie, ou plutôt m'ont permis de faire le diagnostic de glycosurie.

Je dis glycosurie et non diabète, ne voulant pas me prononcer sur la nature de l'affection. Je dis, en outre, glycosurie et non diabète parce que les malades chez lesquels j'ai observé ces troubles urinaires étaient loin d'être des diabétiques avérés. Chez eux rien n'éveillait l'attention; il fallait chercher de parti pris le sucre dans les urines. On n'était invité à faire cette recherche par aucun symptôme, ou du moins un seul a attiré mon attention : c'est la diminution ou la perte des réflexes rotuliens. C'est la constatation de ce dernier symptôme qui a été le point de départ de mes recherches.

J'ai eu l'occasion d'examiner un grand nombre de glycosuriques et je puis dire qu'un certain nombre ont leurs réflexes patellaires considérablement diminués ou abolis, sans qu'il m'ait été possible, à l'inverse d'un certain nombre d'auteurs, de considérer leur glycosurie comme grave. Elle ne me paraît pas grave parce que les sujets qui en sont atteints se portent à merveille, ont l'apparence de la meilleure santé, n'ont aucun trouble, que, d'autre part, chez quelques-uns la glycosurie disparut facilement sous l'influence d'un régime très peu sévère et de plus parce que j'en observe quelques-uns depuis assez longtemps sans que leur santé ne soit en aucune façon modifiée.

Donc la diminution ou l'abolition des réflexes patellaires peut s'observer dans la glycosurie simple. C'est cette considération qui m'a amené, chez les malades qui offraient ce symptôme et qui d'ailleurs ne présentaient aucun symptôme de tabes, à examiner leurs urines au point de vue du glycose.

Ayant trouvé le sucre chez un certain nombre de ces sujets, j'ai été conduit, quand je me trouvais en présence de malades présentant des troubles vésicaux et ayant encore leur réflexe patellaire, à examiner systématiquement l'urine au point de vue du sucre.

Ce n'est pas à dire pour cela que les diabétiques vrais ne soient pas exposés à de pareils accidents, mais alors ils n'ont plus la même importance : c'est un phénomène contingent dans le cours d'une maladie qu'on a reconnue par d'autres moyens. Dans les cas auxquels je fais allusion, ce sont ces accidents eux-mêmes qui peuvent permettre de faire le diagnostic d'un trouble nutritif dont la connaissance est si importante, puisqu'on a tant d'action sur lui, quand il est au début et qu'il est si grave si on le laisse évoluer. »

Le diabète faisant partie de la diathèse neuro-arthritique, il n'y a rien d'étonnant à ce que le diabétique soit soumis aux différentes manifestations de la neurasthénie et en particulier de la neurasthénie urinaire. Au reste, nous pourrons retrouver chez le glycosurique les diverses pseudo-affections des voies urinaires que nous avons décrites.

Il est de connaissance ancienne que les urines chargées de sucre peuvent provoquer par irritation de la muqueuse uréthrale un écoulement blanchâtre, une pseudo-uréthrite, par opposition tout au moins à ce qu'on est convenu d'appeler la vraie uréthrite : l'uréthrite blennorrhagique, soit aiguë ou chronique.

De même que le sucre pourra provoquer des lésions irritatives du côté du méat et du gland (balano-posthite), que M. Fournier a désignées sous le nom de « diabétides génitales ».

Le diagnostic de cette uréthrite diabétique se fera d'après son mode d'apparition, chez un sujet déjà âgé, par les caractères mêmes de l'écoulement qui est blanchâtre; par les signes concomitants, induration du gland, phimosis ou balano-posthite. Notre maître, M. Bazy, nous faisait constater dernièrement une induration très manifeste des corps caverneux chez un malade qui avait des traces de sucre dans l'urine et nous disait avoir rencontré souvent cette induration chez les diabétiques.

L'acidité exagérée de l'urine, qui est si fréquente dans les urines glycosuriques, pourra, par la cuisson que provoquera le passage de l'urine dans le canal, faire croire également à une uréthrite. Comme le dit Lécorché (1) « l'acidité de l'urine glycosurique est de règle. Aussi dans toutes les glycosuries expérimentales, l'urine est constamment acide. C'est même par cette acidité qu'elle s'annonce chez l'homme ; l'acidité normale ne fait que s'accentuer davantage. »

M. Richardière (2) dit également « que la réaction des urines diabétiques est presque toujours acide. L'acidité est due à l'acide lactique (aux phosphates acides) et persiste longtemps (plusieurs jours) après l'émission ».

On s'explique naturellement que l'urine glycosurique hyperacide puisse donner lieu aux mêmes phénomènes de fausses uréthrites que l'hyperacidité urinaire non glycosurique.

Il ne saurait donc y avoir, dans ces fausses uréthrites, rien de particulier aux glycosuriques.

Les faux rétrécissements, le spasme uréthral peuvent également se rencontrer chez des glycosuriques et des diabétiques vrais.

Ceux-ci ne sont-ils pas en puissance de névropathie et de ce fait sont soumis comme tous les autres neurasthéniques à la névrose uréthrale ? Nous ne saurions donc voir encore dans ces symptômes pseudo-uréthraux de caractères particuliers aux glycosuriques.

Les fausses cystites se rencontreront aussi chez des glycosuriques ; nous entendons bien entendu par là des signes fonctionnels de cystite sans lésion organique vraie, comme par exemple la pollakiurie. Il semblerait évident que le diabétique, du fait de sa polyurie, sera exposé à uriner plus souvent que le sujet à excrétion urinaire normale. — Et cependant la pollakiurie n'est pas toujours en rapport avec la polyurie. Les sujets polyuriques, c'est-à-dire qui ont une sécrétion rénale augmentée, excrètent à chaque

(1) LÉCORCHÉ. *Traité du diabète*, 1877.
(2) RICHARDIÈRE. *Traité de médecine et thérapeutique, Brouardel-Gilbert*. art. Diabète sucré, p. 300.

miction une quantité d'urine plus grande que les individus sains, mais alors même que l'urine éliminée atteint trois ou quatre litres, le nombre des mictions est beaucoup plus limité qu'on ne serait porté à le croire. La polyurie est très fréquente dans le diabète, une pollakiurie notable est relativement rare. Lorsque la sécrétion rénale augmente, la capacité anatomique et physiologique de la vessie augmente également et cette dernière s'habitue progressivement à contenir plus d'urine, si bien qu'on pourrait dire avec M. Oscar Kraus (1), que « la capacité de la vessie est une affaire d'habitude ». Dans les centaines de cas de diabète qu'il a pu observer, le médecin de Carlsbad ne se rappelle pas avoir vu un seul cas où la pollakiurie eût éveillé le soupçon de l'existence de cette affection. C'étaient toujours l'eczéma, le prurit, les troubles visuels, l'impotence, l'amaigrissement, la furonculose, la polydipsie et la polyurie qui avaient éveillé les premiers soupçons du diabète.

Il ajoute : « Les traités de médecine citent comme un fait classique le besoin qu'éprouvent les diabétiques de se lever la nuit pour uriner, mais je n'ai pu trouver ce signe assez fréquemment et je n'ai pas toujours pu exclure toute autre cause étiologique pour l'accepter comme un symptôme habituel du diabète sans complications. » Il cite, à cet égard, le cas d'un malade qui éliminait 75 grammes de sucre par litre d'urine et dont la sécrétion urinaire était de 5,500 centim. cube par 24 heures. Cependant ce malade n'urinait que 3 ou 4 fois par jour et dormait toute la nuit sans interruption. Aussi M. Oscar Kraus se refuse-t-il à admettre, a priori, une relation causale entre l'augmentation de la sécrétion urinaire et l'augmentation de la fréquence des mictions.

Alors même qu'une pollakiurie intense existerait chez un glycosurique, est-ce à dire qu'elle se présentera avec des caractères propres au diabète ? Non, assurément. Pourquoi ne serait-elle pas une pollakiurie psychopathique ?

Notre maître, M. Bazy, reconnaît lui-même que le lien qui rappro-

(1) Oscar Kraus (de Carlsbad) *Annales des mal. des org. génito-urin.*, février 1898, p. 196.

che les faux urinaires glycosuriques des autres faux urinaires, c'est la coïncidence de ces troubles avec d'autres manifestations du côté du système nerveux; «ils sont mélancoliques, préoccupés, obsédés quelquefois par leur mal.» L'un d'entre eux, un Hollandais, âgé de 60 ans, avait consulté un grand nombre de chirurgiens en Hollande et en Allemagne avant de venir à Paris ; on avait fait à peu près tous les diagnostics, sauf le vrai.

On a admis du reste que l'urine chargée en abondance de sucre pouvait, par sa présence, être une cause d'irritation et de cystite. De même que les urines des goutteux chargées de sels pourraient produire de la cystite par irritation.

Mais dans ces cas ce seront de vraies cystites, d'intensité variable, dans lesquelles on retrouvera la triade symptomatique outout au moins la présence du pus dans les urines.

R. Schmitz (1) reconnaît que les cystites chroniques et même aiguës ne sont pas rares chez les diabétiques, ce qui est évidemment dû, dit-il, à la facilité avec laquelle s'altère l'urine putréfiée. D'après cet auteur, il faudrait en distinguer 3 degrés :

1° *Cystite légère*, causant simplement du trouble de l'urine (mucus et un peu de pus) sans phénomènes subjectifs.

2° *Cystite plus sérieuse* avec trouble plus accentué de l'urine et surtout avec fréquence des mictions que la polyurie ne suffit pas à expliquer.

3° *Cystite grave* avec urine alcaline, ammoniacale quelquefois gazeuse.

La névralgie vésicale, la cystalgie pourront se trouver au nombre des névralgies auxquelles est sujet le diabétique. Mais elles ne présenteront pas de caractères particuliers qui permettront de penser à la glycosurie.

Si nous poursuivons, nous rencontrons encore l'incontinence d'urine comme susceptible de se rencontrer chez le diabétique.

(1) R. SCHMITZ. *Berl. klin. Woch.*, 9 juin 1896, n° 23, p. 575.

D'après Richardière (1) « l'incontinence des urines marquerait souvent le début du diabète dans l'enfance ».

Chopart (2) avait déjà signalé cet accident au cours du diabète.

« Le malade urine plus fréquemment et plus abondamment que dans l'état naturel, il éprouve une soif extraordinaire, une grande sécheresse de la bouche et de la gorge, son appétit est modéré, quelquefois vorace, son embonpoint et ses forces diminuent, quelquefois son *urine s'écoule involontairement*, surtout pendant le sommeil, d'autres fois cet *écoulement involontaire* se fait le jour et la nuit.

Le diabète est alors compliqué d'incontinence parfaite d'urine, et l'on peut se méprendre sur ces deux maladies ou ne regarder le diabète que comme une incontinence d'urine. Mais l'abondance de cette humeur, sa nature douceâtre, la soif ardente, la maigreur la perte des forces, l'émission volontaire de l'urine, symptômes qui ne se remarquent point dans l'incontinence, qui est produite par le relâchement du col de la vessie et où l'écoulement de l'urine est involontaire et ne peut être suspendu, comme dans le diabète, éloigneront de l'erreur. »

Du reste, la présence de glucose dans l'urine n'implique pas l'existence du diabète.

Un faux urinaire quelconque peut présenter, au moment de l'examen du chirurgien, du sucre dans l'urine et ne plus en avoir le lendemain ou à un autre moment.

Les exemples de cette glycosurie transitoire ne sont pas rares. Elle peut n'exister qu'après les repas. L'alimentation a en effet une influence sur la production du sucre. Celui-ci se trouve surtout à certains moments de la journée, trois ou quatre heures après les repas, rarement plus tard.

Par contre, dans la glycosurie transitoire, le sucre manque dans les urines du matin, si bien que « toutes les fois, dit Lécorché, qu'on trouvera du sucre dans l'urine du matin, on pourra affirmer l'existence du diabète ».

(1) RICHARDIÈRE. *Loco citato.*
(2) CHOPART. *Trait. des mal. des voies urin.*, 1791, p. 58.

On conçoit donc qu'un faux urinaire qu'on examinera trois à quatre heures après le repas pourra avoir du sucre dans ses urines et être considéré comme un faux urinaire glycosurique, alors qu'il n'y a en réalité que coïncidence entre les troubles urinaires et la glycosurie passagère. C'est pourquoi M. Bazy recommande de faire un examen prolongé, en faisant varier les conditions dans lesquelles l'urine devra être émise. « Il sera bon de répéter cet examen et de le faire dans des conditions différentes avant d'éliminer la glycosurie, car beaucoup de glycosuriques étant nerveux, il ne serait pas surprenant que beaucoup de ceux qu'on qualifie de nerveux fussent des glycosuriques. »

Inversement, on peut observer une glycosurie névropathique transitoire à la suite de fatigues physiques, d'excès vénériens, de travaux intellectuels exagérés, d'émotions dépressibles. « C'est aux émotions, dit Richardière, que sont dues la plupart des glycosuries intermittentes. »

L'influence de l'exercice est tellement considérable, qu'on peut parfois, et sans changer de régime, faire disparaître d'un jour à l'autre toute trace de sucre.

Chez les goutteux l'excès d'acide urique dans l'urine peut donner lieu, comme nous l'avons vu, à des phénomènes pseudo-urinaires qui pourront coïncider également avec une petite quantité de sucre.

Comme le fait remarquer en effet Lécorché, cette glycosurie goutteuse aura ceci de particulier qu'elle alterne avec les attaques de goutte, à l'origine du moins. Plus tard, elle devient continue pour aboutir au diabète.

Quoi qu'il en soit, s'il n'y a pas un signe pseudo-urinaire qui soit plus fréquent ou propre à la glycosurie, susceptible de constituer un signe révélateur de la glycosurie, nous devons reconnaître que M. Bazy a grandement raison d'insister sur la recherche du sucre chez tout malade souffrant des voies urinaires, qu'il soit vrai ou faux urinaire. On le devra d'autant plus si l'on constate l'abolition ou la diminution des réflexes rotuliens, signe que l'on observe assez fréquemment chez les diabétiques (Bouchard).

Vous vous trouvez, dit M. Bazy, en présence d'un faux urinaire, vous cherchez la cause de ces troubles, vous pensez aussitôt au tabes. Si les réflexes patellaires sont absents, vous avez tendance a diagnostiquer un tabes au début. Vous voyez alors ce qu'est votre pronostic et votre thérapeutique : l'un est désespérant et l'autre est nulle. Si les réflexes sont conservés ou seulement diminués vous pensez à la névropathie. On perdra ainsi l'occasion de reconnaître un trouble nutritif sur lequel on aura une grande action et qui en s'aggravant peut donner naissance à des désordres dont on reconnaît trop tard la nature. »

M. Bazy rappelle, dans le même travail, qu'on observe quelquefois des troubles urinaires chez les dyspeptiques et les dilatés de l'estomac qui peuvent avoir, tout comme les glycosuriques, l'absence de réflexes rotuliens. Il cite à l'appui de cette opinion l'observation d'un monsieur âgé de 37 ans qui, douze ans auparavant, avait eu une blennorrhagie et venait vers lui, se plaignant de besoins fréquents d'uriner, de tension du côté du bas-ventre, de la diminution du jet de l'urine. Il éprouvait en outre des troubles gastriques (renvois acides et brûlants après les repas, ballonnement du ventre, etc.). Les urines étaient normales ainsi que la vessie et la prostate.

Les réflexes rotuliens étaient diminués. Ces troubles urinaires dataient de quatre mois, depuis que le malade avait eu connaissance des souffrances ressenties par un de ses cousins atteints de cystite blennorrhagique que M. Bazy avait déjà soigné.

Autre observation du même genre : Prêtre de 40 ans qui, un an et demi auparavant, à la suite d'une longue station au confessionnal, pendant laquelle il n'avait pu uriner, fut pris, pendant quinze jours, d'envies fréquentes d'uriner qui cessèrent pour reparaître définitivement quelques mois plus tard. Depuis six mois il éprouve donc des envies fréquentes d'uriner, sans douleur. L'examen des urines est négatif, mais M. Bazy constate des troubles digestifs du même ordre (gaz, ballonnement du ventre, etc.).

Il cite encore l'observation d'un homme de 45 ans qui, présen-

tait de la pollakiurie avec des troubles gastriques et des phénomènes génitaux.

« Je ne veux pour le moment, ajoute notre maître, que signaler
la coïncidence des états gastriques, des troubles digestifs avec les
phénomènes douloureux du côté des organes urinaires. Il ne me
répugnerait pas d'y voir une relation de cause à effet. Les dilatés,
qui forment la grande majorité des malades atteints de troubles
digestifs, les dyspeptiques fabriquent des produits anormaux qui
passent dans le torrent circulatoire pour être éliminés par le
rein.

Le passage dans les voies urinaires de ces substances irritantes
peut augmenter la sensibilité normale de ces organes et être dou-
loureusement ressentie. Que ces effets se produisent chez des névropathes, chez des sujets prédisposés à s'occuper de toutes leurs
sensations et le trouble sera constitué. Au reste, les urines des
fébricitants et surtout au moment de la crise sont brûlantes et causent une impression douloureuse dans le canal. Pourquoi les urines
des intoxiqués chroniques ne produiraient-elles pas le même effet.
C'est une hypothèse qui aurait besoin d'être vérifiée, mais elle me
paraît rationnelle. »

Il est à penser que les troubles digestifs qui se rencontrent
chez des faux urinaires sont des coïncidences. La pollakiurie dont
souffraient les malades de M. Bazy doit être plutôt rattachée à la
psychopathie. Au surplus, la dilatation de l'estomac, la dyspepsie
flatulente ne sont-elles pas habituelles chez les neurasthéniques.

De sorte que la neurasthésie urinaire que nous avons envisagée
en tant que forme isolée, peut s'associer aux autres formes de la
neurasthésie : la forme dyspeptique et la forme nerveuse.

OBSERVATIONS

I. — Faux urinaires uréthraux.

1° Fausses uréthrites

a) *Hyperacidité des urines.*

Obs. 1. (Personnelle.) — Char., 49 ans, vient consulter le 1er septembre 1898, parce qu'il éprouve des brûlures pendant toute la durée de la miction. Il n'a pas de fréquence des mictions, pas de douleurs ni de pus dans les urines, ni blennorrhagie, mais les urines sont *hyperacides.*

Obs. 2. (Personnelle.) — Maill... se plaint que les urines le brûlent en urinant. Pas de traces de cystite ni de blennorrhagie. Les urines ont une acidité exagérée.

Obs. 3. (Personnelle.)— Seim..., 70 ans, n'a jamais eu d'échauffements, dit le malade. Il urine assez souvent, mais éprouve surtout une sensation de *brûlure* pendant toute la durée de la miction. Les urines sont claires dans les trois verres. L'explorateur n° 19 passe très aisément. La prostate est un peu augmentée de volume. Les urines ont une *acidité* exagérée.

Obs. 4. (Personnelle.) — Soul..., 38 ans, se plaint depuis un mois de maux de reins avec des irradiations dans la verge. N'a jamais eu de blennorrhagie, ni syphilis. N'a jamais pissé de sang. Il a eu des coliques néphrétiques il y a un an, mais ne se rappelle pas avoir rendu de graviers. Il éprouve en outre une douleur à la fin de la miction, et des besoins plus fréquents d'uriner qui sont accrus par la marche. Il a des urines troubles, dit-il, depuis plusieurs mois. Les urines sont claires dans les trois verres sans le moindre filament. L'explorateur n° 20 passe facilement. L'exploration métallique de la vessie est négative. L'examen des régions rénales est négatif et non douloureux. Rien au testicule et aux épididymes. Un léger hydrocèle double. Les urines, par contre, sont *très acides.*

Le sujet est alcoolique. On soumet le malade au traitement alcalin.

Obs. 5. (Personnelle.) — Mme Fig..., âgée de 56 ans, se plaint de douleurs intermittentes dans le bas-ventre. Ménopause il y a deux ans. Douze grossesses. Elle n'a pas de difficultés pour uriner, mais lorsque la malade éprouve ces lourdeurs dans le bas-ventre elle urine souvent et éprouve une cuisson. Les urines sont claires dans les trois verres, ne renferment ni sucre, ni albumine mais sont hyperacides. On constate que l'orifice du méat est un peu rouge, mais pas de sécrétion. Rien du côté de l'utérus et des annexes.

b) *Fausse uréthrite par hypersécrétion physiologique des glandes de l'urèthre.*

Obs. 6. (Personnelle.)— M. Trinq..., comptable, 35 ans, vient consulter le 1er avril 1899, parce qu'il éprouve des douleurs dans les reins et des douleurs presque permanentes au fondement. Il a remarqué, en outre, qu'il suinte jour et nuit, un liquide visqueux, transparent par son méat. Quand il va à la garde-robe, cette sécrétion est plus abondante ; il s'écoule par le canal, pendant la défécation, une substance qu'il compare à de la gelée, qui tombe du méat. Il n'a jamais eu de blennorrhagie, n'a jamais souffert en urinant. Ce pseudo-écoulement dure depuis deux ans environ sans discontinuer, dit-il. Il a été soigné pendant six mois par un médecin de la ville pour un écoulement, pris sans aucun doute pour une uréthrite blennorrhagique, puisqu'il lui avait prescrit une injection de permanganate de potasse à faire 2 à 3 fois par jour. Il attribue le début de cet écoulement à un excès de coït. Celui-ci se fait régulièrement sans douleur, l'éjaculation est seulement longue à se produire. Pas de douleurs à type fulgurant, réflexes rotuliens conservés, un peu diminués. Anesthésie pharyngée, oculaire, de la pituitaire. Le sujet est très impressionnable, a une sœur hystérique. Les urines sont claires dans les trois verres. Le matin, il aurait remarqué qu'elles renferment quelques filaments. Pas de douleurs en urinant, ni de pollakiurie. Le canal est libre. Il semble bien qu'il s'agisse là d'une sécrétion exagérée des glandes uréthrales, qui a été prise et soignée pendant six mois pour une uréthrite blennorrhagique. Après un massage de la prostate les urines émises sont troubles. On soumet le malade aux lavements avec de l'eau chaude à 50°, et comme son état l'impressionne assez, qu'il a des stigmates névropathiques, on le soumet aux rayons X.

Est-ce l'influence suggestive de ces derniers, sont-ce les lavements chauds, toujours est-il que le malade se sentait très amélioré et son méat ne suintait plus continuellement jour et nuit.

c) *Fausses uréthrites par exagération des phosphates de l'urine.*

Obs. 7. (Personnelle.) — Le nommé Treb..., 42 ans, vient consulter à Saint-Louis, parce que ses urines *déposent* ; a déjà été traité à Lariboisière avec des bains et des douches. On retrouve comme antécédents une blennorrhagie à l'âge de 20 ans, qui a duré six mois et qu'il soigna avec des balsamiques et des injections de sulfate de zinc qu'il s'injectait lui-même avec une petite seringue. Une goutte persista pendant long-temps. Il dit que maintenant encore il a toujours son méat humide, mais sans qu'il sourde une goutte. Les urines sont *très claires* dans les trois verres. L'explorateur n° 20 passe très facilement et sans ressauts. On ne peut donc attribuer le dépôt des urines qui a attiré l'attention du malade, qu'à la présence des sels (phosphates) dans les urines.

Obs. 8. — M. Pil..., âgé de 34 ans, vient consulter pour ses urines qui sont troubles. Comme antécédents urinaires, on trouve une première blennorrhagie, il y a cinq ans, soignée par des balsamiques et injections. Épididymite consécutive. Deuxième blennorrhagie, il y a un an, soignée de même, guérison complète, au dire du malade, au bout d'un mois.

Mais il a remarqué que ses urines sont troubles depuis cinq à six mois.

Il ne pisse pas plus souvent que d'habitude et ne souffre nullement en urinant. Les urines examinées dans les trois verres sont claires. Ce n'est qu'au bout d'une demi-heure environ qu'elles se troublent. Ce trouble ne peut être dû qu'à la précipitation des phosphates ; on constate, en outre, un léger épanchement de la vaginale droite et un *varicocèle* gauche. L'explo-rateur n° 19 passe très facilement, donc *phosphaturie* pouvant simuler plutôt une cystite ou une uréthrite postérieure.

Obs. 9. — Il s'agit d'un étudiant en médecine, M. B..., âgé de 23 ans, qui a bien voulu nous donner sa propre observation.

Sa phosphaturie aurait débuté il y a huit ans. Il se souvient, qu'à cette époque, les dernières gouttes d'urine, émises à la fin de la miction, lais-saient, sur les objets, ses chaussures, une tache blanche comparable à celle qu'aurait produite du plâtre délayé dans l'eau.

L'état général était excellent à ce moment.

Déclaré neurasthémique plus tard, le traitement hydrothérapique produit quelques bons effets : diminution de phosphates. Mais la phos-phaturie réapparaissant, il se soumet au régime du lait partiel; il constate une diminution des phosphates qu'augmente la moindre dérogation à ce régime, c'est dire que le malade observait scrupuleusement ses urines en sa qualité de neurasthénique.

E.   10

Cette phosphaturie était liée à divers symptômes, tous redevables de la neurasthénie ; quand nous l'examinons, le 25 mars 1899, il nous signale de la pollakiurie, le besoin d'uriner environ toutes les heures, mais variables, dépendant de la fatigue et du régime, des douleurs dans la région rénale, sourdes et continues. Le matin, il éprouve de la fatigue, de la pesanteur du côté de la vessie. Quelquefois une cuisson pendant la miction. Les urines sont claires, mais, au bout d'un certain temps, il se produit un nuage. Pas d'interruption dans le jet, mais pour émettre les dernières gouttes, il est obligé de pousser ; les fonctions génitales sont très diminuées. Le sujet est nerveux, a été soigné pour de la neurasthénie.

Grand-père maternel goutteux, père et mère bien portants. C'est donc un exemple de phosphaturie chez un neurasthénique.

Obs. 10. — M. Const..., âgé de 42 ans, se plaint d'avoir des urines troubles. En effet, ce malade apporte des urines qui sont troubles avec un dépôt blanc pulvérulent.

Par l'addition de quelques gouttes d'acide acétique, le précipité trouble dissout : les trois verres sont clairs ; le premier renferme de gros filaments. Il a remarqué qu'après les repas, les urines sont plus troubles et contiennent, dit-il, des glaires. Le canal est libre. Il a eu plusieurs blennorrhagies. Il ne paraît pas avoir de blennorrhée.

Obs. 11. (Personnelle.) — *Fausse uréthrite.* — L..., artiste peintre, 41 ans, vint consulter à l'hôpital Beaujon, parce qu'il a un léger suintement, qui est plus accusé le matin, mais qui persiste dans la journée et qui aurait apparut il y a une quinzaine de jours. Il éprouve parfois une cuisson quand l'urine passe dans le canal. Il n'a pas de pollakiurie, ni de douleur en urinant.

Les urines sont claires dans les trois verres, mais hyperacides. L'explorateur n° 20 est arrêté, mais la boule n'est pas sentie par le palper périnéal. Il franchit, en provoquant de la douleur, le spasme du sphincter membraneux. Varicocèle gauche. Il a eu une blennorrhagie en mai dernier (il y a onze mois) qui a été complètement guérie. Depuis le mois d'août dernier, c'est-à-dire depuis la guérison de sa dernière blennorrhagie, il a toujours eu son canal « à sec ».

Il se demande s'il n'a pas la « goutte militaire » ; cela le préoccupe assez. C'est un impressionnable (anesthésie oculaire, anesthésie cutanée). Nous n'avons pas constaté la moindre goutte d'uréthrite. Les urines sont absolument claires dans les trois verres. Il se peut donc que ce suintement, persistant toute la journée, dit-il, soit dû à une hypersécrétion des glandes uréthrales.

2° Faux rétrécissements : spasme

Obs. 12. (Personnelle.) — M. C..., 19 ans, vient consulter parce qu'il « croit avoir un rétrécissement », le jet est petit, il a des difficultés à uriner. Il a eu une blennorrhagie il y a un an, qu'il a soignée avec des injections à la résorcine, qu'il se faisait lui-même. En ce moment, il n'a plus d'écoulements ni de goutte matutinale. Les urines sont claires dans les trois verres. L'explorateur n° 20 est arrêté à la région membraneuse, mais la franchit en produisant de la douleur ; pas de ressaut au retour.

Obs. 13. (Personnelle.) — M. X..., 25 ans, vient consulter pour des douleurs survenant pendant l'éjaculation, au niveau du périnée. Il a constaté en outre une goutte très blanche qui survient le matin au réveil. Il n'a ni de la difficulté à uriner, ni de la fréquence des mictions. Il pense avoir un rétrécissement ; a écrit à plusieurs spécialistes qui lui ont parlé d'opération. A l'exploration, le n° 20 passe sans ressaut. On ne constate pas d'écoulement. Il a eu la blennorrhagie vraisemblablement, mais n'est pas affirmatif. Les urines sont très pâles (urines nerveuses), ne contiennent pas de filaments. Il a des stigmates névropathiques.

Nous donnons cette observation comme un exemple de la facilité avec laquelle on lui a parlé d'une opération sans l'avoir exploré.

Obs. 14. (Personnelle.) — M. F..., 44 ans, se plaint de difficultés pour uriner. Première blennorrhagie il y a vingt ans. Chancre syphilitique il y a dix-huit ans. Deuxième blennorrhagie, il y a quatre ans, non suivie d'orchite, ni cystite. L'année dernière, 1897, a subi à Lyon l'uréthrotomie interne, a été dilaté ensuite jusqu'au n° 13 Il raconte qu'à la suite d'une attaque de la part d'un malfaiteur, celui-ci l'aurait tiré par la verge et que c'est depuis ce moment qu'il éprouve des difficultés pour uriner. Il prétend que pendant l'érection, le gland reste flasque, il y aurait de l'érection partielle. A l'examen, l'explorateur n° 20 est arrêté à la région membraneuse, mais la franchit sans ressaut au retour. On s'est assuré, par une main placée sur le périnée, que la boule n'est pas sentie (signe de Bazy). L'appareil génito-urinaire et rénal paraît sain. Le sujet présente les stigmates de la névropathie.

C'est là un exemple de l'influence d'un traumatisme sur la verge pour déterminer chez un ancien urinaire (rétrécissement organique uréthrotomisé) du spasme uréthral et réveiller chez le malade l'idée de son premier rétrécissement.

Obs. 15. (Personnelle.) — M. Mag..., 42 ans, vient à la consultation des voies urinaires de Beaujon, parce qu'il éprouve une cuisson pendant toute la durée de la miction. Il n'a pas de pollakiurie. Il affirme n'avoir jamais eu de blennorrhagie, ni de chancre. On retrouve comme antécédents urinaires, un léger pissement de sang, il y a huit mois, survenu le matin au réveil, consécutif à un coït (faux pas du coït). Le facies du malade dénote un sujet impressionnable, triste, hypochondriaque. Les urines sont claires (urines nerveuses), ne sont pas hyperacides. L'explorateur n° 20 passe après avoir été arrêté à la région membraneuse, qu'il franchit en provoquant une douleur. On trouve de l'anesthésie oculaire, pharyngée et une diminution de la sensibibilité cutanée. Le malade est venu à la consultation des voies urinaires, parce qu'il « craignait avoir une cystite ».

Obs. 16. (Personnelle.) — M. Barb..., cocher, 36 ans, se plaint « de ne pas pouvoir uriner et d'éprouver des douleurs dans la verge ». Une blennorrhagie, il y a deux mois et demi, qui aurait été la première, et qui a été soignée avec des injections. Chancre syphilitique il y a deux ans. Le malade perdait aussi ses urines la nuit. L'explorateur n° 20 est arrêté à la région membraneuse qu'il franchit en provoquant une légère douleur. On retire de la vessie (le malade venant d'uriner) 100 grammes environ d'urines claires. Le sujet paraît éthylique et névropathe (hyperesthésie des membres inférieurs, anesthésie pharyngienne, douleurs à type fulgurant dans les jambes, réflexes rotuliens diminués). C'est un exemple de psychopathe urinaire avec des phénomènes de rétention imcomplète d'urine, peut-être d'origine spasmodique.

Obs. 17. (Personnelle.) — M. Franc..., apprenti imprimeur, 15 ans, se présente à la consultation des voies urinaires de Beaujon, « parce qu'il ne finit pas d'uriner ». Il veut dire par là que quand il a fini d'uriner, qu'il a rentré sa verge, il perd de l'urine, il se sent mouillé. Il n'a cela que depuis 6 à 7 mois.

Il urine toutes les deux heures environ à l'état habituel, mais il suffit qu'il y pense pour éprouver le besoin d'uriner. Il se présente, mais il n'a pas d'urine.

De même, quand il passe devant un urinoir, il a une fausse envie, il le sait et se retient; ou encore le bruit de l'eau qui tombe réveille cette même fausse envie. Il présente ainsi le phénomène de ce qu'on a appelé la « vessie pudique ». Il ne peut pas pisser s'il sait qu'on le regarde. S'il a commencé d'uriner, l'arrivée d'une personne derrière lui provoque l'arrêt du jet de l'urine. C'est le type du dégénéré (voûte ogivale, tremblement de tout le corps pendant qu'on l'examine), sa mère est nerveuse.

L'explorateur n° 20 est arrêté au méat. Le n° 18 passe, mais est arrêté à la région membraneuse qu'il franchit en provoquant de la douleur.

OBS. 18 (1). — M. Alb..., garçon de café, vient consulter à l'hôpital Saint-Louis pour un phénomène qui l'inquiète beaucoup, c'est *l'émission de quelques gouttes d'urine après la miction*. Cela date de quatre mois. Les urines sont quelquefois laiteuses, probablement dues à de la phosphaturie

Première blennorrhagie, il y a cinq ans; deuxième blennorrhagie, il y a trois ans, ni cystite ni orchite. L'explorateur n° 19 passe assez facilement. En le retirant, on sent un ressaut brusque, analogue à celui que donnerait un rétrécissement, mais on ne sent pas à ce niveau la boule par le périnée. Le malade est très nerveux; après le passage de l'explorateur il a eu une syncope.

OBS. 19 (2). — M. Mich..., 56 ans, vient à la consultation des voies urinaires, parce que quand il marche il perd quelques gouttes d'urine. Blennorrhagie à 22 ans et soignée par des injections et des balsamiques. Pas d'hématurie, de cystite ou d'orchite. Il y a deux ans, nouvelle blennorrhagie qui a duré quinze jours. Mais, depuis un an, le malade se plaint, quand il a fini d'uriner, d'avoir quelques gouttes d'urine qui tombent dans son pantalon à son insu et cela surtout après la marche ou la fatigue. Les urines recueillies dans trois verres sont claires. L'explorateur n° 20 passe. La vessie ne renferme pas de résidu, elle se vide bien. Rien aux testicules ni à l'épididyme. La prostate, par le toucher rectal, paraît un peu augmentée de volume. Ni sucre, ni albumine, réflexes rotuliens exagérés. Éthylisme.

OBS. 20 (3). — M. Bul..., 25 ans. Antécédents héréditaires nuls. Antécédents personnels : A l'âge de 8 ans, fièvre typhoïde. A 22 ans, première blennorrhagie qui dure quatre mois environ. L'écoulement a cessé, mais depuis le malade a conservé une douleur dans la région périnéale. Actuellement le malade se plaint de cette douleur périnéale, douleur qui reviendrait périodiquement.

Ces douleurs sont surtout nettement accusées après la miction. Les mictions ne dépassent pas 4 à 5 par jour, absentes la nuit. Les urines recueillies dans trois verres sont claires. Le malade dit avoir été sondé il y a

(1) Cette observation est due à l'obligeance de notre collègue ISELIN.

(2) Observation provenant de la polyclinique urinaire de Saint-Louis (service du Dr BAZY).

(3) Observation provenant de la polyclinique urinaire de Tenon (service du Dr BAZY).

huit jours, à Nancy, où on lui a dit qu'il n'a pas de rétrécissement. Il revient quelques jours après, se plaignant de cette même douleur au niveau de la portion périnéale de l'urèthre. On ne constate pas d'écoulement uréthral. L'explorateur n° 19 passe en faisant percevoir du spasme de la portion membraneuse. Les réflexes rotuliens sont diminués. Il est considéré comme un faux urinaire.

Obs. 21 (1). — M. Crep..., 37 ans. Le malade vient consulter parce qu'il ressent de très vives douleurs au moment du coït. Quand il urine le jet lui paraît moins fort qu'autrefois. Comme antécédents on ne trouve pas de maladies graves. Il a eu une chaudepisse à l'âge de 20 ans, qui a duré six mois environ. A 31 ans, il a eu une nouvelle chaudepisse qui a duré trois mois soignée par les balsamiques et les injections de sulfate de zinc et tannin, etc. Depuis ce temps le malade pisse en tire-bouchon, en lame de couteau. Six mois après cette dernière blennorrhagie, voyant qu'il pissait de moins en moins bien, il a consulté M. le Dr Fort qui lui reconnaît un rétrécissement. Il débrida le méat à l'électricité puis appliqua l'électrolyse linéaire au niveau de son rétrécissement. Le malade fut dès lors moins long à uriner, mais il prétend avoir toujours souffert pendant le coït. Depuis, il urine toujours assez bien. La miction se fait sans force et quand il croit avoir fini d'uriner il s'écoule encore de l'urine dans son pantalon. A l'examen l'explorateur n° 18 passe très facilement. La prostate et les vésicules séminales sont normales. L'urine recueillie dans trois verres renferme quelques filaments dans le 1er verre, dans 2 autres elle est claire.

C'est encore un exemple de faux rétrécissement chez un ancien urinaire (un ancien rétrécissement vrai) qui est resté encore, du fait de son fonds névropathique, convaincu de la stricture de son canal.

Obs. 22 (2). — M. Lebl..., 40 ans, se plaint des troubles suivants : Quand le malade vient de se lever et qu'il a envie d'uriner, il est obligé d'*attendre* un peu pour uriner, puis une fois que l'urine est venue la miction se continue aisément. Dans la journée, à la suite de la marche, il urine mieux. Quelquefois il lui arrive, quand il urine, de voir le jet s'arrêter brusquement pour recommencer ensuite. Pas de douleur en urinant. Certains jours urine toutes les demi-heures mois d'habitude 4 à 5 fois par jour ; pas de miction nocturne.

(1) Observation provenant de la polyclinique des voies urinaires de Tenon (service du Dr BAZY).
(2) Recueillie à l'hôpital Tenon, dans le service de M. BAZY.

Le jet n'a pas diminué de force. Il éprouve en outre, souvent, une sensation de gêne dans le bas-ventre. A l'examen, l'explorateur 19 passe avec un arrêt à l'aller et au retour, produisant non un ressaut net, mais une sensation de serrement. On constate du tremblement des mains et des lèvres, analogue au tremblement éthylique. Les réflexes sont exagérés.

Obs. 23. (Personnelle.) — P..., 28 ans, chauffeur à l'Ouest, se présente à la consultation de Beaujon, parce qu'il a des envies fréquentes d'uriner (toutes les demi-heures le jour, se lève très rarement la nuit pour uriner). Pas de douleurs en urinant, jet de force normale. A l'occasion d'efforts, de toux, d'éternuements, le malade perd quelques gouttes d'urine. Pas d'incontinence nocturne. Les urines sont claires, normales. A l'exploration, on constate un spasme du sphincter membraneux.

C'est un éthylique avéré (cauchemars, crampes, pituites). N'a jamais eu de blennorraghie. Il y a trois mois, il aurait été pris d' « enflure du ventre », de douleurs vagues hypogastriques, d'incontinence d'urine. Il aurait pris quelques bains sulfureux et ces phénomènes auraient disparu jusqu'à il y a huit jours, où ont reparu les symptômes sus-énoncés.

Obs. 24. (Personnelle.) — *Spasme uréthral.* — Lor..., cuisinier, 27 ans, vient consulter à l'hôpital Beaujon, pour une douleur siégeant à l'hypochondre gauche et s'irradiant en bas dans la direction de l'uretère, et pour des envies fréquentes d'uriner (toutes les heures). L'idée seulement d'uriner lui provoque aussitôt le besoin d'uriner. Quand il va en omnibus, les cahots lui provoquent le besoin d'uriner. Il prétend que la douleur de l'hypochondre gauche, qui ne répond du reste à aucun signe physique, l'empêche de travailler. Elle n'est pas réveillée par la palpation. Il a été soigné, dit-il, à l'hôpital du Caire, pour un rétrécissement de l'urèthre. Il a eu plusieurs blennorrhagies, la première remontant à l'âge de 15 à 16 ans. Il a eu aussi un chancre induré à l'âge de 19 ans. Sa syphilis n'a pas été traitée régulièrement. A l'examen, l'explorateur n° 20 est arrêté à la région membraneuse, la boule n'est pas sentie par le palper périnéal ; on franchit, en provoquant une douleur vive, le sphincter membraneux. Le sujet est nerveux et probablement éthylique. Les réflexes rotuliens sont diminués ; le signe de Romberg est indiqué ; pas de signe d'Argyll Robertson. On soumet le malade au valérianate d'ammoniaque. Revu une quinzaine de jours après ; il accuse une très grande amélioration.

II. — **Faux urinaires vésicaux.**

A. — Fausses cystites.

§ 1. — *Pollakiurie psychopathique.*

Obs. 25. (Personnelle.) — M. Brid..., gardien de la paix, 36 ans, se présente à la consultation des voies urinaires de Saint-Louis, se plaignant d'uriner très souvent (20 fois environ le jour, 2 fois la nuit au minimum et chaque fois qu'il se réveille). Il éprouve en outre une douleur à l'extrémité de la verge. Il n'a jamais pissé de sang. Cette fréquence des mictions aurait débuté il y a cinq ans environ, ainsi que la douleur à la miction ; il affirme n'avoir jamais eu d'écoulement. C'est depuis ce moment qu'il urine « comme un vieux, selon son expression, que le jet d'urine tombe sur ses genoux ». Le besoin d'uriner est impérieux. Dès qu'il sent le besoin, il faut qu'il le satisfasse aussitôt. La vue d'un urinoir suffit pour lui produire aussitôt le besoin d'uriner. Quand il se présente pour uriner, il est obligé d'attendre avant que l'urine apparaisse. La miction s'interrompt brusquement, le jet s'arrête pour recommencer ensuite. Il n'a pas d'incontinence.

Il aurait fait à cette époque des excès de boisson. Il déclare spontanément s'être livré, jusqu'à l'âge de 20 ans, à des excès d'onanisme auxquels il paraît rapporter les symptômes actuels. Les urines recueillies dans trois verres sont claires. L'explorateur n° 21 passe facilement. On ne saurait donc incriminer une lésion de la vessie ou de l'urèthre.

C'est un sujet impressionnable ; il a souvent des « *idées noires* » ; il a des stigmates névropathiques (anesthésie oculaire, pharyngée, anesthésie cutanée). Les réflexes rotuliens sont conservés, pas de douleurs fulgurantes. Absence de sucre et albumine dans les urines. Ayant déjà eu l'occasion d'observer des améliorations notables à la suite de l'application des rayons X à des incontinences d'urine-névroses, nous essayons le même procédé de suggestion chez ce malade.

A vrai dire, il n'a pas été amélioré, la pollakiurie a continué. Il n'a subi du reste que quatre séances de rayons X.

Obs. 26. (Personnelle.) — Comp..., 30 ans, vient à la consultation des voies urinaires de Saint-Louis, parce qu'il urine souvent : toutes les heures environ le jour et 4 à 5 fois la nuit. Il éprouve une douleur à la fin de la miction. N'a jamais eu d'hématurie. Une blennorrhagie il y a un an, soignée avec l'injection de Ricord, qu'il se faisait lui-même.

Cystite et prostatite consécutives pour lesquelles il est soigné à Necker.

Il sort guéri de cet hôpital, lorsqu'il y a un mois ont apparu à nouveau les besoins fréquents d'uriner. Cette pollakiurie l'inquiète et lui fait craindre d'avoir de nouveau une cystite. Les urines sont claires dans les trois verres. L'explorateur n° 19 passe facilement.

C'est encore un exemple de faux urinaire chez un ancien vrai urinaire.

Obs. 27. (Personnelle.) — Le nommé Maz..., cocher, 19 ans, se présente à la consultation des voies urinaires de Saint-Louis, pour des envies fréquentes d'uriner. Il a eu sa première blennorrhagie il y a trois mois, qu'il a soignée avec des injections qu'il se faisait lui-même. C'est depuis une quinzaine de jours qu'il a des envies plus fréquentes d'uriner (toutes les demi-heures environ). Jamais d'hématurie. A l'examen, le méat est un peu humide, mais pas de sécrétion purulente.

1er verre : les urines claires avec quelques filaments.

2e verre : les urines claires.

3e verre : urines claires.

L'explorateur n° 24 passe facilement ; il est arrêté par le spasme de la région membraneuse.

Varicocèle léger.

Obs. 28. (Personnelle.) — Cam..., 43 ans, pollakiurie, mictions toutes les heures. Urines claires dans les trois verres. Pas d'antécédents urinaires ; pas de blennorrhagie antérieure (?), ni sucre, ni albumine, canal libre.

Obs. 29. (Personnelle.) — Lev..., 54 ans, vient consulter parce qu'il urine souvent (toutes les dix minutes), et à la fin de la miction, il éprouve comme une sorte d' « éblouissement ». Pollakiurie diurne. Quand il a fini d'uriner, il lui arrive quelquefois de laisser échapper quelques gouttes sans le sentir. Les urines sont claires dans les trois verres. L'explorateur n° 20 passe sans ressant au retour. Pas de sucre dans les urines. Réflexes normaux. Prostate très légèrement augmentée de volume.

Obs. 30. (Personnelle.) — Mart..., 21 ans, vient à Saint-Louis consulter, parce que depuis une quinzaine de mois, il a des mictions très fréquentes ; il urine toutes les demi-heures environ le jour et huit à dix fois par nuit. En outre, survient une douleur au commencement de la miction. Il n'a jamais uriné de sang, n'a pas eu de blennorrhagie. Les urines sont claires dans les trois verres. L'explorateur n° 20 passe facilement. La capacité physiologique de la vessie paraît diminuée. Le malade sent le besoin d'uriner après l'introduction dans sa vessie de 125 grammes d'eau. La tête de l'épididyme est peu grosse. Par le toucher rectal, on sent la vésicule séminale droite un peu augmentée de volume, légèrement bosselée et douloureuse. Il tousse beaucoup l'hiver (râles de bronchite), mais ce qui est le plus en rapport avec cette pollakiurie, c'est l'état névropathique ; il est tantôt irritable, tantôt émotif. Il pleure facilement. Réflexe pharyngien aboli, hyperesthésie dans les fosses iliaques.

Obs. 31. (Personnelle.) — Notor..., 32 ans, vient consulter à Saint-Louis parce qu'il n'a pas d'érection. Il a de la fréquence des mictions, toutes les heures environ le jour, absence la nuit. Les urines renferment quelques filaments dans le premier verre, mais sont claires dans les deux autres. Pas de sucre dans les urines. Varicocèle gauche. Une blennorrhagie il y a dix-huit mois, qui a duré quarante-cinq jours environ.

Obs. 32. (Résumée.) — Leb..., pollakiurie légère (besoin d'uriner toutes les deux heures environ). Urines claires. Pas de rétrécissement, éprouve des difficultés à uriner. Blennorrhagie il y a vingt ans.

Obs. 33. (Personnelle.) — Guil..., 46 ans, employé, a eu une blennorrhagie il y a deux ans, mais auparavant, avait eu un grand nombre d'écoulements. Il accuse des mictions fréquentes, un jet petit, difforme, l'urine sort en vrille. Quand il est assis, il lui arrive de laisser échapper un peu d'urine. La miction est prolongée. Les urines sont claires dans les trois verres. L'explorateur n° 15 passe facilement. C'est un psychopathe (tremblement des mains, réflexe crémastérien exagéré, hyperesthésie cutanée) et un éthylique (cauchemars nocturnes).

Obs. 34. (Due à l'obligeance de notre collègue et ami Iselin.) — Bab..., garçon boucher, entre à l'hôpital Saint-Louis pour la fréquence des mictions. Celles-ci reviennent tous les quarts d'heure environ sans aucune douleur. Il lui arrive quelquefois de se sentir mouillé après la fin de la miction. Pas d'incontinence d'urine nocturne, ni de pollakiurie nocturne. Ces accidents remontent à onze mois environ, époque à laquelle il a perdu une sœur aînée, brûlée vive, ce qui lui produisit une très vive et pénible émotion. Il avoue, du reste, avoir fait des excès d'onanisme. Pas d'antécédents héréditaires, mais il est très nerveux, très impressionnable, il présente des troubles vaso-moteurs d'ordre émotif, de l'asphyxie locale des extrémités, abolition du réflexe pharyngien et oculaire, abolition du réflexe crémastérien, voûte palatine ogivale. Les urines sont claires, il n'y a pas trace de cystite.

Obs. 35. (Résumée.) — Vi..., 28 ans, pollakiurie depuis trois mois, augmentée par la marche. Blennorrhagie il y a dix ans, guérie sans complications. Un n° 20 passe en provoquant un spasme de la portion membraneuse qui enserre la boule à l'aller et retour. Jamais d'hématurie, sujet émotif, impressionnable. Urines légèrement troubles dues à des phosphates.

Obs. 36. (Résumée.) — De Chauv..., employé de commerce, 24 ans. Blennorrhagie il y a un an et demi, soignée à l'hôpital Ricord par balsamiques et lavages. Plus d'écoulement uréthral. Envies fréquentes d'uriner le jour, non douloureuses. Urines claires.

Obs. 37. (Résumée.) — Le nommé Past..., 38 ans, se présente à la consultation à l'hôpital Tenon. Trois blennorrhagies antérieures. En juillet 1896, blennorrhagie aiguë, douleur de la miction, fréquence des mictions (dix à quinze par jour), hématurie, rend quelques graviers blanchâtres. Urines troubles. Actuellement, douleurs vésicales spontanées et provoquées par la miction plus accusées au commencement et à la fin. Quinze à vingt mictions par jour, trois fois la nuit. Mictions lentes à se produire quand le malade a retenu longtemps ses urines. Urines absolument claires dans les trois verres.

Retard de la miction, douleurs de la région rénale, urèthre libre, prostate normale. Vessie tolérante à la distension. Exploration vésicale négative. Le sujet est nerveux, irritable.

Obs. 38. (Résumée.) — Le nommé Coud..., 54 ans, présente des envies fréquentes d'uriner, douleur au début de la miction. Jamais d'hématurie, urines normales et claires, vessie négative à l'exploration, hyperesthésie des membres inférieurs. Ethylisme.

Obs. 39. (Résumée.) — Lam..., 41 ans, vient consulter à la clinique des voies urinaires de Tenon parce qu'il urine difficilement. La miction se fait avec effort. Il a en outre de la pollakiurie, surtout diurne ; besoins d'uriner toutes les heures environ le jour. La pollakiurie augmente sous l'influence de la marche. Pas d'hématurie. A l'exploration, urèthre et vessie normaux. Prostate normale, réflexes conservés.

Obs. 40. (Personnelle.) — Hum..., 64 ans, éprouve des douleurs dans la région sacrée et le bas-ventre depuis 18 mois ; mais cette douleur est devenue plus intense depuis trois semaines. En outre, elle urine souvent, toutes les demi-heures le jour et 5 à 6 fois la nuit. Elle peut retenir l'urine, mais à la moindre quantité d'urine que renferme sa vessie elle sent une sensation de pesanteur qui l'oblige à uriner. Les mictions ne sont pas douloureuses. On retire de la vessie des urines claires. On ne constate rien d'anormal du côté de l'appareil génital, mais il y a des signes d'éthylisme (cauchemars nocturnes, pituites matutinales). Abolition des réflexes rotuliens. On soumet la malade aux rayons X ; au bout de six séances elle n'urinait plus que toutes les deux heures le jour et deux ou trois fois la nuit.

Obs. 41. (Personnelle.) — G..., 31 ans, mécanicien. Blennorrhagie en 1895 qui a duré deux mois et était guérie. Depuis trois semaines il éprouve une légère douleur à la fin de la miction et a des besoins fréquents d'uriner, surtout quand il se fatigue. Les urines des trois verres sont claires. Testicule et épididyme sains. L'explorateur n° 20 passe facilement. Léger varicocèle, ni sucre ni albumine. Réflexes plutôt exagérés. On constate que le rein du côté droit est légèrement mobile.

Obs. 42. (Personnelle.) — Vine..., 34 ans. Blennorrhagie en 1892, durée trois semaines, suivie de cystite, a conservé une goutte matutinale. Depuis un an environ, éprouve des douleurs sacrées et lombaires. Il urine toutes les deux heures environ sans douleur ni au commencement ni à la fin de la miction. Les urines sont très claires dans les trois verres. Varicocèle double plus accusé à gauche. Stigmates nerveux.

Obs. 43 (Personnelle.) — B..., 25 ans, étudiant en droit. Il y a un an a eu une blennhorrhagie qui a été traitée avec des lavages au permanganate de potasse. Il a persisté une goutte matutinale. Pendant ces deux derniers mois a subi des injections de permanganate de potasse et du massage de la prostate. La goutte a disparu, mais il reste encore un léger suintement. Pas d'orchite ni cystite. Actuellement (mars 1899), il vient parce qu'il urine plus souvent depuis dix mois, toutes les deux heures environ, le jour. La vue d'un urinoir lui provoque aussitôt le besoin d'uriner.

Le matin les premières urines qu'il émet sont épaisses, blanches, laissant un dépôt (phosphates). Il est très nerveux et neurasthénique, se préoccupant beaucoup de son urèthre. Il craint d'avoir la cystite. Pendant six mois il a rompu avec ses habitudes antérieures. Déjà neurasthénique avant sa chaudepisse, celle-ci n'a fait que l'augmenter. Il croit avoir des varices sur la verge. Varicocèle double. Il y a six ans, il aurait eu des pertes séminales constantes et serait resté impuissant pendant un an.

Obs. 44. (Communiquée par M. Bazy.) — M. X..., 29 ans. En 1889, à la suite de deux coïts dont le deuxième n'a pas été satisfait, il a été pris le soir même d'envies fréquentes d'uriner. Il a eu la blennorrhagie et un

chancre syphilitique, dit-il, très bénin, il y a trois ans ; a eu la fièvre typhoïde à 12 ans. Il a une vessie pudique, ne peut uriner en public. Son père
est nerveux ; abolition des réflexes rotulien et pharyngien ; anaphrodisme
depuis trois à quatre mois ; facies amabilis. Il a toutes les apparences d'un
névropathe. Le docteur qui l'a envoyé à M. Bazy avait pensé à une cystite
à cause des besoins fréquents et impérieux d'uriner ; et comme il a des
antécédents bacillaires dans sa famille, il se demandait même si ce ne
pourrait être une cystite tuberculeuse. Les urines sont claires. Il s'agit
d'un faux urinaire vésical.

Obs. 45 (1). — M. V..., 32 ans, homme de lettres.
Antécédents héréditaires. — Père eczémateux, nerveux, mère rhumati-
sante.
Antécédents personnels. — Blennorrhagie en 1890.
V... est très nerveux, impressionnable, sujet à des crises subites d'idées
noires. Neurasthénique avéré. En 1890, blennorrhagie suraiguë très
douloureuse ; la période d'acuité dure trois semaines avec des envies
d'uriner très fréquentes et très douloureuses, des érections nocturnes très
fortes. Le traitement antiphlogistique est de peu d'effet sur ces symptômes, bien que le malade se plie très scrupuleusement à l'hygiène et au
régime prescrit. Pendant cette période, comme pendant la suite de sa
maladie, M. V... est très déprimé moralement et physiquement, et présente des symptômes nerveux intéressants. Il ressent des envies d'uriner
brusques et impérieuses, provoquées par le bruit d'une clef dans une
serrure, par la vue de l'eau. Lorsqu'il doit traverser un pont sur la Seine,
fût-il en voiture, l'envie d'uriner se produit impérieusement et le malade
doit la satisfaire sous peine de ne pouvoir traverser sans souiller sa chemise, etc. Au bout de cinq semaines de traitement antiphlogistique,
début des lavages au permanganate de potasse et guérison en 16 lavages.
Le malade est convaincu qu'en raison de l'acuité de sa chaudepisse, il
aura plus tard un rétrécissement ; mais il sait, pour l'avoir entendu dire,
que ce rétrécissement ne doit pas se produire avant quelques années,
aussi vit-il tranquille jusqu'en 1896. Au début de cette année il lui semble
que son jet diminue un peu, il n'ose venir consulter par crainte de l'exploration instrumentale qu'il redoute beaucoup. Il patiente, mais les symptômes vont en augmentant peu à peu, diminution dans la force de
projection et la grosseur du jet, efforts pour uriner ; il a de plus des
érections un peu douloureuses, l'éjaculation est brûlante et se fait mal,

(1) Cette observation nous a été obligeamment communiquée par M. le
Dr G. Colin, que nous remercions.

M. V... disant qu'il sent le sperme s'arrêter contre un obstacle, puis s'écouler en bavant.

Il tente lui-même, en avril 1896, un cathétérisme, il échoue et vient me trouver le 12 septembre 1896, consterné et persuadé qu'il est porteur d'un rétrécissement « serré et qui sera difficile et douloureux à traiter ». Il urine devant moi, son jet est très petit. J'introduis une boule exploratrice n° 22, qui bute contre le sphincter sans réussir à le franchir, de même pour le n° 20. Je fais une injection intra-uréthrale de 10 grammes d'une solution de cocaïne à 1 p. 200 et j'introduis sans difficulté un Béniqué 50, que je laisse quelques secondes dans le canal. Après l'avoir retiré je com-commande au malade d'uriner ; le jet d'urine, à la stupéfaction de M. V..., est tout à fait normal. Depuis ce jour il a perdu ses inquiétudes, son jet d'urine est resté normal, les douleurs de l'érection et de l'éjaculation ont disparu. Les organes génito-urinaires étaient sains, l'urine claire.

Le malade a été revu en septembre et octobre 1896, en novembre 1897, il ne se préoccupait plus de son urèthre et ses craintes d'autrefois avaient disparu.

OBS. 46 (1). — M. S..., 43 ans, vient consulter M. le Dr Bazy, le 10 novembre 1889. Il a des *envies fréquentes d'uriner* jour et nuit depuis dix à douze ans. La nuit il croit uriner plus souvent parce que ces envies troublent son sommeil et attirent son attention plus que dans le jour. Il a de la difficulté à se mettre en train pour uriner. Il a des douleurs dans les jambes. Les réflexes patellaires sont absents. Pas de réflexes pharyngiens. Urèthre et prostate sains. La vessie se vide bien, pas de glycose dans les urines, mais augmentation de l'acide urique.

M. Bazy se demande si cet excès d'acide urique ne joue pas le rôle d'agent provocateur par la légère excitation qu'il détermine sur la muqueuse vésico-uréthrale.

OBS. 47 (2). — M. G..., ancien militaire, livré actuellement aux travaux de cabinet, se plaignait depuis quelque temps de troubles dans les fonctions de la vessie. Comme j'avais traité un calculeux de sa famille, il vint me consulter, mais déjà il avait employé inutilement un grand nombre de moyens adoucissants. Il éprouvait de *fréquents besoins d'uriner*, avec une douleur vague, sourde, profonde au pubis, à l'hypogastre, au périnée, au sacrum. Quoique cet état de souffrance ne fût pas constant, il

---

(1) BAZY. Faux urinaires glycosuriques. *Archives générales de Médecine* 1890.

(2) Observation de CIVIALE. *Traité Maladies org. génito-urin.*, 1858, t. II.

en était fort tourmenté. A certaines heures de la journée, il avait la plus grande peine à satisfaire les *besoins d'uriner* qui revenaient *alors coup sur coup*. Il se crut un instant attaqué de la pierre, mais d'après les réponses qu'il fit à mes questions, je reconnus qu'il n'était atteint que d'une névralgie du col vésical. Je le soumis au traitement ordinaire. A la cinquième introdction d'une bougie, il s'aperçut d'une amélioration notable mais qui resta stationnaire, ce qui me détermina, après la douzième introduction, à faire quelques injections d'eau fraîche dans la vessie. Je prescrivis en même temps les douches froides sur l'hypogastre, le périnée et la partie interne des cuisses. A dater de ce moment le malade cessa entièrement de souffrir et depuis vingt ans, son état n'a pas changé. M. G... présentait une particularité qui se rencontre fort souvent dans toutes les maladies de l'appareil génito-urinaire; il éprouvait une tristesse, des inquiétudes, un dérangement, hors de proportions avec la gravité réelle de son état.

Obs 48 (1). — X..., 43 ans, se présente à la consultation du Dr Guiard, le 17 septembre 1887, pour envies fréquentes d'uriner (toutes les demi-heures le jour, cinq à six fois la nuit). Besoins impérieux qui s'accompagnent de douleurs dans l'aine gauche quand ils ne sont pas immédiatement satisfaits. Pas de cystite (urines claires) pas de douleurs pendant la miction. Pas de calcul. C'est un nerveux, impressionnable, mais pas d'affection médullaire ni cérébrale. Ni sucre, ni albumine, ni polyurie. Cette pollakiurie dure depuis une vingtaine d'années à la suite de deux blennorrhagies. Il a consulté plusieurs médecins dont M. Guyon, et suivi divers traitements : instillations, électrisation localisée du sphincter. L'unique traitement institué par le Dr Guiard fut : la défense absolue au malade d'uriner plus souvent que toutes les quatre heures, après lui avoir démontré, en injectant 400 grammes de liquide dans sa vessie, que celle-ci pouvait les contenir. Or le lendemain il n'urinait plus que six fois en 24 heures, bientôt quatre à cinq fois par jour et guérison persistante.

Obs. 49 (2). (Résumée.) — Homme, 41 ans; mictions toutes les heures le jour, toutes les deux heures environ la nuit. Pas de douleur à la miction, pas de calcul, ni cystite, ni rétrécissement (bien qu'ayant été soigné pour un rétrécissement), pas d'affections médullaires.

Même traitement : Retenue volontaire de l'urine pendant au moins 4 heures. Au bout de quelques jours, il n'urinait plus que 6 à 7 fois par jour. Guérison persistante.

(1) et (2) GUIARD. *Annales des Mal. org. génito-urin.*, avril 1891.

Obs. 50 (1). (Résumée.) — Homme, 28 ans ; 12 à 15 envies d'urine par jour. Ancien blennorrhagique. Pas de cystite, ni de lésion de l'appareil urinaire. Même traitement que ci-dessus. Même guérison.

Obs. 51 (2). (Résumée.) — Homme, 34 ans, très nerveux, très impressionnable, qui avait été considéré dix ans auparavant comme atteint de cystite et prostatite tuberculeuse. Jamais de blennorrhagie. A 24 ans, début des envies fréquentes d'uriner (7 à 8 fois le jour et la nuit). Actuellement, toutes les deux heures le jour, 3 à 4 fois la nuit. Pas de douleur. A l'examen, pas trace de cystite ni prostatite. Dilatation de l'estomac. Même traitement : retenue volontaire des urines. Guérison.

Obs. 52 (3). (Résumée.) — Mme C..., 48 ans, d'une famille nerveuse, a uriné au lit jusqu'à 6 ans. A 33 ans, commence à uriner souvent, d'abord le jour, puis jour et nuit. Les urines étaient claires. Elle fut successivement soignée pour de la cystite, puis par un traitement local interne, puis pour de la cystite de nouveau (à ce moment-là, 50 mictions par jour et 6 la nuit). On lui fit ensuite : 1° une incision du col utérin ; 2° un traitement électrothérapique ; 3° l'ablation de l'utérus et des annexes. Le résultat fut négatif contre la pollakiurie. Elle vint trouver le Dr Janet en juillet 1894 ; elle avait 50 mictions environ par jour et 6 à 10 la nuit. La malade en était réduite à se confiner dans sa chambre. Les urines sont claires et normales, la capacité vésicale est de 100 grammes. Le traitement institué fut la dilatation progressive de la vessie. Au bout de 26 séances, elle n'urinait plus que 4 à 5 fois par jour, 1 fois la nuit ; la guérison s'est maintenue.

Obs. 53 (4). (Résumée.) — R..., 37 ans, neurasthénique. Démangeaisons entre les jambes. Mictions fréquentes (toutes les heures le jour et 5 à 6 fois la nuit) depuis sept ans. Urines normales et claires. Canal normal. Traitement : 30 séances de dilatation progressive de la vessie. Au bout de deux mois, guérison (5 mictions par jour, 1 la nuit).

Obs. 54 (5). — Le nommé A. C..., 21 ans, se présente le 23 juillet 1896 à la consultation des voies urinaires de Tenon. Père et mère bien portants. Il est garçon marchand de vin depuis trois ans. En novembre 1895 (il y a dix mois), le malade a commencé par éprouver, à la fin de chaque

---

(1) GUIARD. *Annales des Mal. organes génito-urin.*, avril 1891.
(2) *Idem.*
(3) JANET. *Annales Mal. org. génito-urin.*, 1895.
(4) JANET. *Annales Mal. org. génito-urin.*, 1895.
(5) Recueillie dans le service de M. BAZY.

miction, une sensation douloureuse siégeant au niveau surtout du gland. Il avait en outre de la pollakiurie diurne et nocturne. Puis deux mois après de l'incontinence d'urine qui était au début diurne. Sans sentir l'envie d'uriner il perdait presque chaque heure une petite quantité d'urine et chaque fois cette miction involontaire se terminait par la douleur qui avait été le premier accident dont avait souffert le malade. Cette incontinence d'urine diminuait avec le repos. Un mois après l'incontinence devint diurne et nocturne. Celle-ci ne se répéta pas souvent. Il n'arriva que rarement au malade, pendant ces sept derniers mois, de mouiller ses draps, tandis qu'il ne se passe pas de jour où il ne mouille son pantalon. La nuit il est réveillé en moyenne cinq, six fois par une envie de miction qu'il doit satisfaire sur-le-champ chaque matin et peu abondante, et elle se termine toujours par une petite douleur. Jamais d'hématurie. Pas d'antécédents vénériens

État actuel. — Incontinence d'urine diurne, miction involontaire peu abondante chaque heure. Douleur terminale légère à la fin de la miction. Incontinence nocturne incomplète, la sensation de l'envie d'uriner réveille le malade et lui permet de ne pas mouiller ses draps, mais il faut qu'il satisfasse immédiatement l'envie. Pas de signes de haut mal, pas d'éthylisme. Pas de stigmates hystériques. Un peu d'hyperesthésie cutanée. Le sujet, âgé de 21 ans, est de taille moyenne, bien constitué, mais a une expression de découragement inscrite sur la figure. Il avoue être obsédé au suprême degré par son infirmité.

Examen. — L'exploration de l'urèthre avec l'explorateur à boule n° 16 est très douloureuse. Le passage de la portion membraneuse provoque un spasme de l'urèthre et une contraction des muscles de la cuisse assez violente. La chemise du malade est mouillée. Le toucher prostatique est négatif.

On peut donc ranger ce cas dans la catégorie des pollakiuries psychopathiques accompagnées de spasme uréthral et d'incontinence d'urine diurne.

§ 2. — *Cystalgies. Vessies irritables. Névralgies vésicales.*

Obs. 55 (1). — Mme B... a subi l'ablation d'un kyste de l'ovaire il y a huit ans. Depuis cette époque, pendant environ 5 ans elle sent de loin en loin des douleurs à la région hypogastrique ; il y a trois ans ces douleurs redoublèrent et les urines se chargèrent de pus. Le diagnostic porté alors par un médecin fut celui de cystite. On fit des lavages boriqués de la vessie

—————
(1) Cette observation nous a été communiquée par M. Bazy.

pendant trois mois sans résultat. On essaya ensuite les lavages au permanganate de potasse à 1/6000. Le pus diminua pendant un certain temps, disparut même mais ne tarda pas à revenir. Le médecin de la malade songea alors à une cystite symptomatique. En raison des irradiations douloureuses du côté de l'anus, de leur accroissement notable par la voiture, le chemin de fer, la marche, on pensa à un calcul vésical. Les mictions devinrent très fréquentes et douloureuses, surtout à la fin. L'exploration métallique de la vessie resta négative. La vessie ne pouvant supporter plus de 50 grammes d'eau boriquée.

M. Bazy voit la malade, il constate que le *trouble* des urines est dû à la présence de *carbonates* en excès. L'examen de la vessie est négatif. La malade, il est vrai, accuse une douleur dans la région rénale gauche, elle aurait rendu, d'après son médecin, de petits graviers.

Il se peut que la malade fût une lithiasique rénale, mais dans tous les cas elle n'avait pas de cystite, ce ne pouvait être que de la cystalgie réflexe, il s'agit donc d'une *fausse cystite*.

Obs. 56 (1). — M. C..., artiste peintre, 28 ans, vient me consulter le 17 juin 1898 pour des *envies fréquentes d'uriner* accompagnées de *douleurs*. Les urines sont *troubles*, et le malade vient avec le diagnostic fait par lui de *cystite*. C'est un névropathe, il a uriné au lit jusqu'à l'âge de 15 ans. A 21 ans il a eu une chaudepisse bien guérie en six semaines. Les envies d'uriner sont fréquentes le jour, surtout après les repas, mais le malade se relève de une à deux fois au plus la nuit. Les urines sont troubles, opalescentes, mais s'éclaircissent par l'addition de quelques gouttes d'acide acétique. L'urèthre est libre et laisse passer un explorateur à boule n° 23, avec un ressaut douloureux au sphincter et un temps d'arrêt marqué en ce point. Reins normaux.

Le malade est dyspeptique, son estomac est un peu dilaté. Je prescris une potion de sulfate de strychnine, des cachets de naphtol et charbon végétal, des frictions aux gants de crins tous les matins, un régime alimentaire et une hygiène appropriée. Au bout de trois semaines de ce traitement, le malade va beaucoup mieux, mais il lui reste un peu de douleur uréthrale pendant la miction, bien que l'urine soit normale et le canal indemne. Je fais ajouter au traitement déjà prescrit des lotions périnéales froides matin et soir et je passe en quatre séances des Béniqués 44 à 56, en même temps que je fais des injections intravasculaires de sérum artificiel contre l'état de dépression générale persistante.

(1) Cette observation nous a été obligeamment communiquée par le Dʳ G. Colin.

Au début du mois d'août, le malade était complètement guéri. Je l'ai revu depuis (octobre, novembre 1898) ; il continue à soigner son estomac et ne se plaint plus de ses organes génito-urinaires.

Obs. 57. (Personnelle.) — Mme Trest..., 46 ans. Pas d'antécédents urinaires jusqu'au moment (il y a 8 jours) où, brusquement, elle est prise de mictions fréquentes et douloureuses (besoins d'uriner toutes les 20 minutes environ le jour et quelquefois la nuit). Les douleurs sont surtout marquées à la fin de la miction. N'a jamais pissé le sang. Les urines sont claires dans les trois verres. Pas de lésions de l'appareil génital. Bien réglée. L'utérus est en antéversion et mobile. Les culs-de-sac sont libres. La malade est nerveuse ; les pupilles sont punctiformes, réagissent mal à la lumière (signe d'Argyll Robertson) ; les réflexes rotuliens sont diminués. Abolition des réflexes cornéen et pharyngien. Anesthésie cutanée.

C'est donc une pollakiurique douloureuse, présentant de la pseudo-cystite, chez une femme nerveuse peut-être au début d'un tabes.

Obs. 58. (Personnelle.) — M. Vaud..., 20 ans, tailleur, vient consulter à Saint-Louis, parce qu'il ressent des brûlures à la fin de la miction. Comme il a déja eu une cystite il y a un an environ, il craint d'en avoir une autre.

Les urines sont claires dans les trois verres. Le premier verre renferme quelques filaments. L'explorateur n° 20 passe facilement. Il a eu une première blennorhagie il y a un an et demi, soignée par balsamiques et injections de sulfate de zinc. Quatre mois après, il est soigné à Necker pour des accidents de cystite où il est soigné, dit-il, avec des instillations de sublimé. Il est guéri au bout de quinze jours. Deuxième blennorrhagie, il y a deux mois, soignée par balsamiques et injections de sulfate de zinc. C'est parce qu'il a déjà eu une cystite après sa première blennorrhagie dont il éprouve un des symptômes (douleur à la fin de la miction), que ce malade présentant les apparences d'un névropathe et d'un impressionnable, est tout préparé à créer de toutes pièces les phénomènes de la cystite.

Obs. 59. (Personnelle.) — M. L..., voyageur de commerce, 53 ans, se présente à la consultation des voies urinaires de Beaujon parce qu'il urine très difficilement, il est obligé de faire effort. Il éprouve une douleur surtout au commencement de la miction, moindre à la fin. Il a des envies fréquentes d'uriner tous les quarts d'heure environ. Pas d'hématurie. Il est obligé de se sonder depuis trois mois, trois ou quatre fois par jour pour vider sa vessie. A cette époque, il consulta à Lille le docteur Carlier qui ne trouva pas de calcul vésical mais constata que la vessie ne se vidait pas et conseilla au malade de se sonder trois fois par jour. Il a eu une blennorrhagie il y a vingt ans, pas de syphilis.

En 1892 apparaissent des troubles vésicaux et de la cystite.

En 1893, M. Bazy trouve à Lariboisière un calcul phosphatique ; on pratique la lithrotritie, mais après sa sortie de l'hôpital il présente de la cystite, de la difficulté à uriner et aussi à conserver ses urines.

En 1896, il entre à Necker pour douleurs vésicales. Il est opéré par la lithotritie d'un calcul qui était, dit-il, urique. Depuis, a toujours souffert de la vessie ; il se faisait périodiquement des lavages de la vessie, soit avec de l'eau boriquée, soit le nitrate d'argent. La pollakiurie et les douleurs à la miction n'en persistèrent pas moins.

Vers octobre 1897, il est atteint de neurasthénie. Il éprouve des étourdissements, des vertiges presque continuels, avec lassitude générale, douleur en casque, dyspepsie. Voit le Dr Gilles de la Tourette qui porte le diagnostic de neurasthénie. Il consulte plus tard, à la Salpêtrière, le Dr Dejerine qui l'examine soigneusement et conclut également à la neurasthénie et prescrit l'hydrothérapie.

Quand nous le voyons (avril 1899) il présente un facies inquiet, préoccupé ; il assure du reste avoir des idées noires, être préoccupé par son état urinaire. Les réflexes rotuliens sont abolis mais pas de signes de Romberg ni Argyll Robertson. Il n'est pas éthylique. L'explorateur n° 20 est arrêté au niveau de la région membraneuse. Là boule n'est pas sentie par le toucher périnéal ou franchit le sphincter membraneux sous la pression continue et on sent au delà une légère saillie formée par la prostate et on arrive dans la vessie. On retire environ 150 grammes d'urine (résidu vésical), pas complétement limpides mais s'éclaircit par l'addition de quelques gouttes d'acide acétique, ni sucre ni albumine. L'exploration métallique de la vessie fait constater des colonnes vésicales, mais pas de calcul. Le toucher rectal fait sentir une prostate un peu grosse.

Étant donnée la prédominance de l'état neurasthénique et la présence de ces troubles pseudo-urinaires, nous soumettons le malade aux séances de rayons X. Après la deuxième séance, le malade avait une figure plus gaie, moins soucieuse, il se trouvait un peu mieux.

Obs. 60. (Personnelle.) — Mlle H..., 22 ans, professeur, vient consulter à l'hôpital Saint-Louis pour des douleurs siégeant dans la région lombaire et sacrée, douleurs lancinantes et accrues par la marche. Les mictions ne sont pas augmentées de fréquence mais sont douloureuses au commencement de la miction depuis trois mois. Cette douleur est très vive, elle est comparée par la malade à une flèche qui lui traverserait la vessie. C'est donc surtout la cystalgie qui domine. Les urines sont très claires, urines nerveuses. Pas de passé génital, toujours bien réglée. La malade a les stigmates névropathiques, anesthésie pharyngienne, oculaire. L'exploration de la région lombaire est négative. La mère qui l'accompagne est également très nerveuse et paraît très préoccupée de l'état de sa fille. Celle-ci du reste a eu du surmenage cérébral, du fait de sa profession ; somme toute, ce qui domine ce sont *les mictions très douloureuses* qui constituent le réel symptôme urinaire. On soumet la malade aux rayons X ; au bout de quelques séances elle ne se trouve pas notablement améliorée. On lui prescrit alors de l'hydrothérapie et du valérianate d'ammoniaque.

OBS. 61. (Résumée.) — M. G..., 37 ans, bijoutier, se présente à la consultation de l'hôpital Tenon, se plaignant de douleurs dans le périnée, et dans la verge à la fin de la miction. Ces douleurs s'irradieraient dans l'aine et la région lombaire. Il n'y a pas de fréquence de mictions. L'expérience des trois verres fait constater la limpidité des urines. L'explorateur n° 20 passe facilement. Le testicule et l'épididyme paraissent sains. La région rénale reste négative. Le lobe gauche de la prostate paraît un peu induré mais peu volumineux.

Comme antécédents urinaires on retrouve, en 1888, une cystite ; en 1894, il est soigné à Necker pour une cystite bacillaire traitée par des instillations au sublimé pendant huit à dix mois, sans amélioration. Il avait à ce moment de la pollakiurie, des douleurs à la fin de la miction. On aurait constaté une induration de la prostate et des vésicules séminales. En septembre 1897, il est soigné à Necker pour une uréthrite chronique avec des instillations au nitrate d'argent. Il avait les urines troubles et des mictions fréquentes.

Ce malade, qui présente en outre des stigmates névropathiques, est devenu faux urinaire après avoir été, en un moment donné, un vrai urinaire.

OBS. 62. (Personnelle.) — Lec..., 33 ans, comptable, vient consulter à Saint-Louis pour une douleur qu'il éprouve au commencement de la miction et pour de la difficulté à uriner. Il a eu une première blennorrhagie il y a six ans, une deuxième il y a trois ans. Après sa première chaudepisse il semble qu'il ait eu de la cystite, douleurs à la miction. Quoi qu'il en soit, actuellement les urines sont claires dans les trois verres, le canal est libre. C'est un ancien incontinent d'urine de l'enfance.

OBS. 63 (1). — Gast..., 43 ans, charretier, est examiné à Lariboisière

(1) Communiquée par M. BAZY.

en 1889, par M. Bazy. Il se plaint de pérdre sans s'en apercevoir une petite quantité d'urine. Il sent bien le besoin d'uriner, mais il perd aussitôt quelques gouttes d'urine. Il a en outre de la pollakiurie diurne et nocturne. Ces symptômes remonteraient environ à 6 mois (juin 1892) à la suite d'une diarrhée cholériforme. Après la miction le malade accuse aussi une légère cuisson à la partie profonde de l'urèthre. Son jet n'est pas diminué et il n'a pas de difficultés à uriner. Il a eu une blennorrhagie il y a huit ans, guérie. L'urine est normale sans sucre ni albumine. Il a donc de la pollakiurie accompagnée du relâchement du sphincter. C'est un éthylique avéré : tremblement des mains, cauchemars, exagération des réflexes patellaires.

B. — Neurasthénie urinaire

Obs. 64. (Personnelle.) — Gil..., 38 ans, se présente le 17 novembre 1898 à Saint-Louis pour des difficultés qu'il éprouve à uriner qui datent d'un an. Quand le besoin d'uriner se fait sentir, la miction est longue à se faire, surtout la nuit. Il n'a pas de douleurs en urinant, ni de la fréquence des mictions. Il lui semble en outre, que quand il a fini d'émettre l'urine, le besoin n'est pas complètement satisfait. L'explorateur n° 19 passe facilement. Les urines sont claires dans les trois verres. Ces troubles de la miction durent depuis un an. Il ne perd pas ses urines. Diminution du désir génésique, érection conservée.

L'examen des organes génito-urinaires reste négatif. Il existe de l'inégalité pupillaire ; la pupille droite ne réagit pas à la lumière, la gauche réagit. Les réflexes rotuliens sont conservés. Il n'existe pas d'incoordination. Pas d'embarras de la parole, ni amnésie, mais quelques douleurs à caractère passager dans les jambes. Par contre, c'est un hypochondriaque, il a des idées tristes sans cause, anesthésie cutanée, abolitions du réflexe cornéen. Ces troubles de la miction font l'objet de ses préoccupations. Il a toujours été nerveux. Il n'a pas d'antécédents spécifiques personnels. Sa femme, qui aurait des maux de gorge, aurait été soignée par l'iodure de potassium, aurait fait une fausse couche, est suspecte de syphilis.

On soumet le malade aux rayons X appliqués contre la région hypogastrique comme traitement psychique. Au bout de trois séances, pas d'amélioration. On continue ; après 9 séances, le malade se trouve très amélioré, il urine mieux. Après la 10e séance, il se sent tout à fait amélioré. Il urine bien mieux, c'est-à-dire qu'il n'a plus besoin d'attendre pour entamer la miction. Les idées noires se sont évanouies. En un mot, il se trouve guéri et très satisfait.

Obs. 65. (Personnelle.) — Bard..., 39 ans, employé au gaz, vient consulter le 13 mars 1899, à l'hôpital Beaujon, parce qu'il éprouve des douleurs dans les reins, une pesanteur dans le ventre et des difficultés pour uriner. Ces symptômes remontent à dix-huit mois. Entre temps, il a été opéré d'hémorrhoïdes (volitilisation) par M. Marchand. Pendant les neuf jours qui ont suivi l'opération, il a eu de la rétention d'urine complète ; il a été sondé pendant ces neuf jours.

En septembre dernier, il raconte que son ventre est devenu dur et lourd et, quand son ventre devient ainsi dur (probablement contraction ou contracture des muscles droits de l'abdomen), il urine peu à la fois et très souvent, tous les trois quarts d'heure environ. Au contraire, quand le ventre devient plus « léger », il urine abondamment à la fois et peu souvent, quatre à cinq fois par jour.

Depuis trois à quatre mois, il urine régulièrement deux fois par nuit ; il a remarqué (car, faisons-le remarquer de suite, c'est un sujet très soucieux et qui s'examine très scrupuleusement) que la première urine de la nuit, émise vers les quatre heures du matin, était trouble et déposait beaucoup. Il a remarqué en outre que cette urine qui suit le premier sommeil est blanche à l'émission, qu'elle produit des cuissons quand elle passe dans le canal, qu'elle est brûlante. Il a même été jusqu'à les goûter (tant elles l'intéressaient) ; elles étaient brûlantes, acides.

En outre, il raconte, avec force détails, que les premières urines, c'est-à-dire la première miction qui se produit après le sommeil, est longue à se faire. Le malade est obligé de s'arc-bouter sur son lit et d'attendre patiemment que les premières gouttes arrivent. Celles-ci émises, le reste de la miction se fait d'un seul coup. Du reste, étant jeune, quand il était soldat, il raconte que, quand il voulait pisser, il était obligé de s'éloigner très loin du groupe de ses camarades. S'il sentait quelqu'un à côté, le jet s'arrêtait brusquement pour ne reprendre que quand il était isolé. C'est le type de la « *vessie pudique* ». Quand il va au théâtre, par exemple, pendant l'entr'acte, il sera obligé d'attendre que les urinoirs se soient complètement vidés, il attendra l'instant où il sera bien seul pour uriner.

Pendant ces périodes de pollakiurie qui coïncident avec la « dureté du ventre », suivant son expression, la vue d'un urinoir l'incite impérieusement à uriner. Quand il a fini, il s'écoule quelques gouttes d'urine dans son pantalon, il se sent mouillé.

Au point de vue génital, il est plutôt en état de frigidité. C'est un timide. Il n'a jamais eu ni blennorrhagie, ni chancre. Il s'est livré à de l'onanisme effréné jusqu'à l'âge de 18 ans.

A l'examen (13 mars 1899), on constate des urines très claires (nerveuses); mais les urines de la première moitié de la nuit, qu'apporte le malade, sont troubles et renferment des phosphates. Celles qu'il vient d'émettre devant nous sont hyperacides.

L'explorateur n° 18 est arrêté à la région membraneuse. Le signe de Bazy fait constater que la boule de l'explorateur n'est pas sentie par le périnée. On a, du reste, la sensation de la résistance spasmodique qu'on vainc par le cathétérisme appuyé. Au retour, le spasme persiste ; la boule est enserrée énergiquement par la contracture du sphincter. On provoque de la douleur, mais pas le ressaut net fibreux du rétrécissement organique. Un Béniqué n° 36 passe beaucoup plus facilement. Par le toucher rectal, le sphincter membraneux est douloureux. Le sujet est manifestement nerveux (anesthésie testiculaire abolie, anesthésie pharyngienne, oculaire ; hémianesthésie, douleur en casque). C'est un émotif, un hypochondriaque. Les réflexes rotuliens sont exagérés ; il ne paraît pas y avoir d'éthylisme. On soumet le malade aux rayons X.

Le 23 mars. Le malade se sent amélioré au point de vue de la pollakiurie, mais il trouve que les rayons X l'énervent ; il a, du reste, soigneusement noté par écrit ce qu'il ressent, avec un luxe de détails.

Le 30 mars, après onze séances de rayons X, le malade se trouve beaucoup mieux, la miction se fait sans effort et sans attente, il n'urine plus qu'une fois la nuit, et le jour beaucoup moins souvent. Au point de vue général surtout, il a repris sa gaieté, il se trouve très heureux et très satisfait du résultat des rayons X. Il est à croire que l'amélioration tout au moins pour la guérison est maintenue, puisqu'un mois et demi après, nous n'avons pas revu le malade.

Cette observation nous montre le type du neurasthénique urinaire qui a de la *phosphaturie*, du *spasme uréthral*, *de la pollakiurie*, avec un état *psychopathique* très marqué.

C. — Incontinence nocturne d'urine.

Obs. 66. (Personnelle.) — M. D..., 24 ans, se présente à la consultation des voies urinaires de l'hôpital Saint-Louis, pour de l'incontinence nocturne de l'urine. Elle pisse ainsi au lit depuis l'âge de six ans. Cette incontinence aurait cessé pendant environ six mois l'année dernière (1897). Elle aurait eu deux attaques de nerfs, dit-elle (probablement des crises d'hystérie), en juin et août 1898. Comme antécédents personnels, on trouve une rougeole à douze ans, et une fluxion de poitrine à dix-neuf ans. On ne- retrouve pas d'antécédents névropathiques caractérisés chez les parents.

Cette malade est manifestement névropathe : abolition du réflexe pharyngien et oculaire, anesthésie cutanées par plaques. Elle est prise dans le jour de besoins fréquents d'uriner, mais elle sent le besoin et peut se retenir. Elle n'a pas d'incontinence d'urine. La nuit, au contraire, elle perd ses urines. Les urines sont normales, on ne constate pas de lésions de l'appareil urinaire, si ce n'est que le méat et l'urèthre sont très larges. Pas de lésions de l'appareil génital.

On soumet la malade à l'application des rayons X. La nuit qui suit la première séance (17 novembre), elle ne pisse pas au lit, cela ne lui était pas arrivé depuis longtemps. On continue les séances tous les jours. Au bout de quatre séances, la guérison de l'incontinence se maintenait, et nous n'avons plus revu la malade.

OBS. 67. (Personnelle.) — M. Ha..., 15 ans, plumassière, vient consulter le 15 novembre 1898 à Saint-Louis, parce qu'elle perd ses urines la nuit depuis son enfance. Elle a eu ses premières règles il y a un an. On ne trouve pas de lésions de l'appareil urinaire ni génital. Les urines sont très claires et pâles : urines nerveuses.

Stigmates névropathiques : anesthésie oculaire, pharyngée, cutanée. On ne trouve pas d'antécédents d'épilepsie.

Le 15 novembre, on soumet la malade à une séance d'application de rayons X pendant deux minutes.

Le 16, le lendemain, la malade nous déclare avec satisfaction n'avoir pas pissé au lit de la nuit. On fait une *deuxième* séance de rayons X.

Le 17. La nuit s'est passée sans incontinence d'urine. On ne fait pas de rayons X.

Le 18. Le lendemain, la malade nous annonce avoir pissé de nouveau au lit. On fait une troisième séance de rayons X.

Le 19. La nuit s'est passée sans incontinence. Quatrième séance de rayons X.

Les jours suivants on continue encore les rayons X. Le 24 elle nous déclare ne pas avoir du tout pissé au lit depuis six nuits.

Le 25. La malade a été soumise à onze séances de rayons X ; elle n'urine plus du tout au lit. On cesse alors les rayons X.

Elle revient (3 décembre) nous trouver, nous disant qu'elle a de nouveau pissé au lit.

Jusque-là nous avions appliqué l'ampoule lumineuse à une certaine distance de la région hypogastrique, la malade étant couchée sur un chariot toute habillée. Afin d'agir plus efficacement, du moins avoir un effet plus puissant de la suggestion, nous appliquons les rayons X à une certaine distance de la région hypogastrique à *nu*.

Jusqu'au 7 décembre, c'est-à-dire pendant les quatre nuits qui ont succédé à l'application des rayons X, la malade n'a pas pissé au lit.

Le 7 décembre elle pisse au lit, mais avec cette différence qu'elle s'est réveillée au moment même où elle pissait au lit, ce qu'elle ne faisait pas auparavant.

On reprend les rayons X.

Le 10. Pendant trois nuits consécutives pas d'incontinence.

Le 14. A encore pissé au lit dans la nuit, mais beaucoup moins souvent.

Le 20 décembre la malade n'a pas uriné au lit depuis deux jours.

Afin de nous rendre compte de l'exactitude des renseignements que nous donne la jeune malade, nous avions fait venir la mère qui nous confirma les dires de sa fille, c'est-à-dire les intermittences plus ou moins longues de l'incontinence, et ce fait que, somme toute, cette jeune fille ne pissait plus toutes les nuits au lit comme autrefois, et dans tous les cas, quand elle le faisait, elle était bien moins mouillée.

A ce moment le laboratoire de radiographie étant transporté à Beaujon, par suite du changement d'hôpital de M. Bazy, nous perdons de vue la malade.

Nous la revoyons à Beaujon en avril 1899 où elle vient de temps à autre se soumettre aux rayons X quand il lui arrive parfois de pisser au lit. Mais elle nous affirme être très améliorée, presque guérie. Il lui arrive à des intervalles de plus en plus éloignés de perdre encore quelque peu ses urines la nuit, mais bien moins souvent et beaucoup moins.

Il faut du reste qu'elle ait une grande confiance en l'efficacité de l'application des rayons X sur son mal, car elle vient de très loin et ne craint pas de sacrifier une matinée pour son travail.

Cette observation nous paraît donc démontrer le rôle de la suggestion sur la guérison, nous ne pouvons pas dire *absolue*, mais relative, d'une incontinence d'urine datant de l'enfance, et du rôle puissant, comme suggestion, des rayons X.

Obs. 68. (Personnelle.) — Boh..., blanchisseuse, 18 ans, vient à Saint-Louis, le 15 novembre 1898, parce qu'elle perd ses urines la nuit. Cette incontinence nocturne ne se produit pas toutes les nuits. Elle a remarqué qu'elle pissait au lit quand elle buvait le soir un peu plus que de coutume ou qu'elle avait eu des émotions.

Le jour elle ne perd pas ses urines mais elle a un besoin impérieux de satisfaire l'envie d'uriner ; elle a à peine le temps de retenir ses urines. C'est une fille assistée et de ce fait doit avoir une hérédité névropathique chargée. On ne trouve dans les antécédents qu'une fièvre typhoïde à l'âge de 12 ans. Elle présente des stigmates névropathiques : anesthésie cutanée, abolition du réflexe pharyngien et oculaire.

15 novembre. On soumet la malade à l'influence des rayons X. Dans la nuit qui suit elle perd encore ses urines.

Le 17, on soumet de nouveau (deuxième séance) la malade aux rayons X. La nuit qui suit se passe sans incontinence d'urine.

Le 18. Troisième séance de rayons X. La nuit qui suit se passe sans incontinence ; on continue ainsi l'application des rayons X.

Le 25. La malade en est à sa huitième séance. Elle continue encore à pisser au lit, c'est-à-dire qu'elle a des nuits où elle est à sec et d'autres où elle perd ses urines. Il y a intermittence dans l'incontinence, comme du reste il y en avait avant le traitement. Nous continuons néanmoins l'application des rayons X.

Le 7 décembre. La malade nous déclare être très améliorée, elle vient de passer une période de plusieurs jours consécutifs sans pisser au lit. Il lui est arrivé encore cependant de pisser un peu au lit, mais beaucoup moins. Somme toute, il n'y a qu'une amélioration relative. Nous n'avons pas revu la malade.

Obs. 69. (Personnelle.) — Germaine Mart..., 9 ans, nous est amenée par sa mère, le 26 novembre 1898, parce qu'elle pisse au lit toutes les nuits, depuis l'âge de un an et demi. Le jour, elle ne s'oublie jamais. Elle n'a jamais eu d'attaque de nerfs, mais la mère est très nerveuse. Elle a été traitée par divers médicaments, donnés par le pharmacien, qui arrêtaient, dit la mère, l'incontinence tant qu'elle prenait ces médicaments, mais elle urinait de nouveau au lit dès qu'on cessait les médicaments. Il se peut que cette enfant ait présenté des accidents syphilitiques, car vers l'âge de six mois elle aurait eu des éruptions aux jambes et aux lèvres, qu'on aurait soignées avec la liqueur de Van Swieten ?

A l'examen local, on ne constate pas d'anomalie ni de lésions de l'appareil urinaire génital. Il existe de petits ganglions dans l'aine, des papules de prurigo sur le dos et la face. Implantations irrégulière des dents, mais pas de dent d'Hutchinson. Pas de kératite. Elle n'aurait jamais eu de mal aux yeux ni aux oreilles. Zone d'anesthésie cutanée, anesthésie pharyngée et oculaire.

On soumet la petite malade aux rayons X.

26 novembre (1re séance). Dans la nuit qui a suivi, l'enfant a uriné au lit.

Le 27. 2e séance de rayons X. Dans la nuit qui suit, l'enfant reste à sec, n'a pas pissé au lit, mais la mère l'attribue à ce que l'enfant s'est couchée tard.

On continue les rayons X tous les jours.

Le 7 décembre. La mère reconnaît que l'enfant est très améliorée. Elle passe plusieurs nuits sans pisser au lit, et dans tous les cas, quand elle urine encore au lit, c'est en moins grande quantité.

Le 10. Elle pisse encore au lit de temps en temps.

Le 19. On cesse à cette époque les rayons X par suite du transfert du laboratoire de radiographie à Beaujon.

La mère nous déclare voir une réelle amélioration dans l'incontinence nocturne de sa fille. C'est ainsi qu'elle a passé quatre nuits sans pisser au lit.

Obs. 70. (Personnelle.) — H,.., 17 ans. Cette malade vient à la consultation des voies urinaires de Beaujon, parce qu'elle urine au lit depuis sa naissance. Il est vrai qu'elle n'est pas continuelle, elle se produit environ deux fois par semaine et, jamais le jour. Voici ce qui se produit : elle rêve qu'elle se promène, qu'elle est prise du besoin d'uriner et elle pisse au lit. Elle se lèverait du reste la nuit, tout en dormant (somnambulisme ambulant). C'est un sujet nerveux, impressionnable. Anesthésie pharyngée et oculaire. Anesthésie cutanée par zones. On la soumet à l'influence des rayons X en augmentant progressivement la durée jusqu'à dix minutes.

Après vingt séances (1er mars 1897), le résultat est qu'elle n'a perdu ses urines qu'une fois par semaine environ, au lieu de deux auparavant.

Le 27 mars, elle revient, nous déclarant ne pas avoir pissé au lit. On fait une séance de 10 minutes (35e séance).

Le 30, elle affirme ne pas avoir uriné au lit, elle se considère comme guérie.

Voilà donc une malade qui pissait au lit deux fois par semaine depuis son enfance, puis au bout de deux mois environ de traitement et trente-six séances des rayons X ne pisse plus au lit et peut être considérée comme guérie puisqu'elle n'a pas eu d'incontinence nocturne depuis plus de trois semaines.

Obs. 71. (Personnelle.) — Ric..., 21 ans, musicien, vient à la consultation de Beaujon, le 16 mars 1899, se plaignant d'avoir des pertes sé-minales nocturnes et quand il va à la selle. Ces pertes séminales se repro-duisent de deux à trois fois par semaine.

On soumet le malade à l'influence des rayons X, le 16 mars 1898 (1ʳᵉ séance).

Le 22 mars, il a eu encore une perte séminale nocturne après avoir subi six séances de rayons X.

Le 29 mars, il a subi douze séances de rayons X et n'a plus eu de pertes séminales. Somme toute, dans un intervalle de 15 jours, il n'a eu qu'une perte séminale nocturne alors qu'il en avait le plus souvent trois par semaine.

On peut donc constater là un exemple sinon de guérison absolue, puisque nous n'avons pas revu le malade, du moins d'amélioration manifeste de spermatorrhée.

Obs. 72. (Personnelle.) — Lec..., pâtissier, 17 ans, vient consulter à Beaujon pour de l'incontinence d'urine se produisant presque toutes les nuits. En dehors de l'état névropathique du sujet, on ne retrouve pas de cause locale ou générale à cette incontinence. On soumet aussitôt (18 mars 1899) le malade aux rayons X. Dans la nuit qui suit il ne pisse pas au lit, mais parce qu'il s'est levé quatre fois pour uriner. La nuit suivante il pisse au lit sans s'être réveillé.

Le 25 *mars* le malade continue à pisser au lit malgré six séances de rayons X. Il part pour la campagne et ne peut donc plus se soumettre au traitement.

Dans ce cas-là il n'y a pas eu amélioration. Peut-être cela tient-il au trop petit nombre de séances ?

Obs. 73. (Personnelle.) — Barb..., 17 ans, vient consulter à l'hôpital Saint-Louis parce qu'il perd ses urines la nuit. Dans le jour il ne perd pas ses urines, mais il ne peut les conserver longtemps. Dès que le besoin se fait sentir il est obligé de le satisfaire aussitôt. C'est depuis l'âge de 4 ans qu'il perd ses urines. Il a été opéré à Metz d'un phimosis en 1891. Il a été soumis sans succès à l'électrisation locale ; l'incontinence a continué. On ne retrouve pas d'épilepsie. Pas de lésions locales, pas même de spasme. A cette époque nous n'avions pas encore employé les rayons X.

Mais nous citons cette observation comme un exemple du résul-tat négatif de l'électrisation locale. Comme un exemple d'incontinence d'urine essentielle puisque l'opération d'un phimosis était restée sans effet curatif sur l'incontinence d'urine.

III. — Faux urinaires urétéro-rénaux.

Obs 74. (Personnelle.) — Jol..., 22 ans, domestique, est envoyée à Saint-Louis le 18 novembre 1898, pour une affection du rein gauche.

Depuis deux ans elle souffre, dit la malade, dans le flanc gauche, mais c'est depuis quelque temps que cette douleur est devenue plus intense. La fin de la miction est douloureuse mais pas de pollakiurie. Les urines sont uniformément claires durant toute la miction. Le matin, quand elle se lève, elle serait obligée de marcher courbée à cause de l'endolorissement de la région du flanc, mais petit à petit elle disparaîtrait et pourrait marcher droite.

La palpation du flanc gauche reste négative, on ne sent pas le rein correspondant. C'est une névropathe.

On soumet la malade aux rayons X appliqués sur la région rénale, mais la malade n'est plus revue.

Obs. 75. (Personnelle.) — Pasq..., 38 ans, mécanicien, se présente à la consultation des voies urinaires de Saint-Louis pour des douleurs dans la vessie et les reins. Les douleurs dans les reins auraient débuté il y a sept mois à la suite d'une contusion dans la région lombaire, qui n'aurait été suivie du reste d'aucun symptôme rénal. Pas d'hématurie. Les urines sont absolument claires dans les trois verres, il n'a pas de pollakiurie ni de douleurs mictionnelles. Le n° 20 passe facilement. N'a jamais eu de blennorrhagie.

A l'examen des régions lombaires, on ne constate pas la douleur provoquée et les reins ne sont pas sentis.

Par contre, le malade est manifestement nerveux (anesthésie pharyngienne, oculaire, cutanée). Exagération des réflexes rotuliens.

On peut donc le considérer comme un *faux rénal*. La contusion de sa région rénale a sans doute déterminé, chez ce sujet névropathe, des symptômes pseudo-fonctionnels.

Obs. 76. (Résumée.) — H..., 28 ans, se présente à l'hôpital Saint-Louis parce qu'il souffre depuis trois semaines de vives douleurs du côté des reins. Ces douleurs sont lancinantes et durent environ 2 à 3 heures. Elles vont d'un rein à l'autre sans irradiations descendantes ni suivies d'émission d'urine.

Comme antécédents, on trouve un écoulement blennorrhagique probable à l'âge de 17 ans, une fièvre typhoïde à 22 ans et des rhumatismes à 24 ans. La palpation bimanuelle des régions rénales est négative Les urines sont claires.

Obs. 77. (Personnelle.) — *Calcul du rein chez un neurasthénique. Néphro-lithototomie. Guérison.* — M. Cof…, 32 ans, courtier d'assurances, se présente à la consultation de l'hôpital Beaujon, le 11 mars 1899, parce qu'il éprouve depuis six ans des douleurs dans le rein gauche. Il a été pris à cette époque de douleurs brusques au niveau du rein gauche, avec irradiations dans la région ombilicale et la partie interne de la cuisse. Cette crise douloureuse n'aurait pas été accompagnée de rétraction du testicule, ni suivie du besoin d'uriner, ni d'*hématurie.* Depuis lors, les urines seraient boueuses; mais il n'a pas de pollakiurie, ne se lève pas la nuit pour uriner, et n'urine que toutes les cinq à six heures le jour.

De temps à autre, il est pris de douleurs dans la région du rein, toujours localisées à gauche. Mais ces douleurs ne sont pas provoquées par les cahots de la voiture ou les mouvements, et ne cessent pas spontanément par le repos. Elles sont intermittentes. Il se trouve bien un jour, mal un autre jour, de sorte qu'en somme, tout travail continu lui est rendu impossible. Il raconte que, pendant la durée des crises douloureuses, il a eu des éructations gazeuzes, et que les douleurs seraient soulagées par les vomissements, si bien qu'il essaie de les provoquer. Il est affecté d'une constipation opiniâtre et présente des signes névropathiques. Absence du réflexe pharyngien, du réflexe cornéen, zones d'anesthésie cutanée (face antéro-externe de la cuisse); les réflexes rotuliens sont conservés.

A l'examen de la région rénale, on détermine une légère douleur au niveau de l'angle costo-musculaire, mais la palpation profonde reste négative. On considère le malade comme un névropathe atteint de néphralgie. On le soumet aux rayons X. 12 mars : première séance.

Le 13 mars, deuxième séance, la douleur du rein a persisté.

Le 14, troisième séance, les douleurs du rein ont disparu, mais le malade fait remarquer qu'il a des périodes de cinq à six jours pendant lesquelles il ne ressent aucune douleur et d'autres périodes de souffrances. A l'heure actuelle, il est dans ses bons jours, comme il dit.

Le 17. La période de bien-être continue, on fait une cinquième séance de rayons X.

Le 20. Il a été repris dans la nuit de douleurs très fortes, localisées au rein gauche, qui ont duré jusqu'à la première moitié de la nuit suivante. Il attribue la fin de cette crise aux vomissements qu'il a provoqués volontairement.

Le 21. Il se trouve bien, le sommeil a réapparu, séance de rayons X de cinq minutes.

Le 23. Jusqu'à ce jour, il se trouvait très bien, mais la douleur a réapparu. On fait une séance.

Le 28. Il continue à avoir des périodes de bien-être et de douleurs ; somme toute, les rayons X n'ont pas amené d'amélioration, il n'y a rien de changé dans l'état antérieur.

On envoie le malade à la Salpêtrière, où M. le D⁏ Gasne, chef de clinique, le renvoie avec ces mots : « M. C... ne présente aucun symptôme de maladie nerveuse, et il faut chercher ailleurs que dans la névropathie la cause des douleurs dont il se plaint ».

Dans l'intervalle, M. le D⁏ Boursier, de Contrexéville, qui avait assisté à l'interrogatoire du malade, avait pris son nom et recherché dans ses notes. Il retrouva qu'il l'avait soigné en 1892 à Contrexéville pour des coliques néphrétiques, avec des irradiations crurales et il avait constaté au microscope des globules de sang dans son urine. Il avait donc eu une hématurie légère, il est vrai, mais réelle.

On décide le malade à entrer à l'hôpital. Les urines examinées renferment un peu d'albumine, de l'acide urique et oxalique.

On examine à nouveau la région rénale ; on ne constate pas d'augmentation du volume du rein. M. Bazy s'arrête au diagnostic d'un calcul rénal, datant peut-être de l'enfance, et se propose de faire la néphrotomie.

L'opération est en effet pratiquée le 29 avril. Après incision de la paroi lombaire, on aperçoit, venant faire issue, un organe qui est reconnu, après incision de ce qui était le péritoine, être la rate, mais qui est adhérente de toutes parts, adhérences qu'on détruit.

Après avoir fermé le péritoine par quelques points de catgut, on explore le rein et l'on sent effectivement un calcul au niveau du bassinet. La néphrolithotomie est pratiquée et on extrait un calcul du volume d'une noisette mûriforme avec des reflets brillants, qui est formé d'oxalate.

Les suites opératoires sont excellentes et le malade guérit.

IV. — **Faux urinaires glycosuriques.**

O⁏ₛ. 78. (Communiquée par notre maître, M. Bazy.) — M. X..., 56 ans, israélite, consulte le D⁏ Bazy pour des mictions fréquentes qui surviennent quatre à cinq fois par heure le jour, et sans douleur. La nuit, il reste trois heures sans uriner. Il éprouve des douleurs dans le testicule et dans la verge en dehors des mictions. Il n'a pas de difficulté à uriner. Les urines sont claires, mais la réaction avec la liqueur de Fehling provoque une couleur jaune trouble. L'examen au polarimètre dénote la présence de 3 grammes de sucre par litre. Il a un frère qui est diabétique.

Obs. 79. (Communiquée par M. Bazy.) — M. X..., pollakiurie matutinale surtout. Il éprouve une cuisson en urinant et une démangeaison intense. La vessie se vide, les urines sont claires, la prostate est normale. Les réflexes patellaires sont conservés. La réaction de la liqueur de Fehling donne une réaction qui n'est pas très nette, l'urine devient jaune verdâtre tirant sur le bronze. Cela peut annoncer la glycosurie. Le sujet est, au reste, un neurasthénique.

Obs. 80. (Due à l'obligeance de M. Bazy.) — X..., 56 ans, est un diabétique qui a eu 240 grammes de sucre, qui est tombé à 9 grammes et même à 0. Il a depuis deux jours des envies très fréquentes d'uriner, auxquelles le médecin habituel n'attache pas d'importance. Le lendemain, les envies se renouvellent toutes les cinq à six minutes. Le canal est libre et une sonde introduite ne ramène pas d'urine. M. le Dʳ Bazy, appelé en consultation, trouve la vessie vide, mais il a uriné deux litres environ dans la journée. Il exhale une odeur d'acétone. Les réflexes rotuliens sont conservés. Le sujet est dans un pseudo-coma.

Obs. 81. (Communiquée par notre excellent collègue et ami Blandin.) — M. Bad..., 59 ans, se plaint d'avoir des envies fréquentes d'uriner (toutes les demi-heures le jour, quatre fois environ la nuit). Cette pollakiurie dure depuis deux ans. Il n'a pas de difficultés à uriner; mais, dès que le malade sent le besoin, il est obligé de le satisfaire aussitôt. Il n'a pas de douleur en urinant. Il a depuis deux ans une soif très vive; il buvait deux à trois litres par jour de liquide. Cette polydipsie s'est apaisée, mais il a également de la polyphagie. Pas d'antécédents héréditaires. N'a jamais eu de blennhorragie; mais, vers l'âge de 30 ans, a eu un chancre dont il ne peut préciser la nature, mais qui aurait été suivi de maux de gorge. Vers 1885 ou 1886 a été pris de colique néphrétique à la suite de laquelle il a rendu un calcul. Depuis cette époque, il n'en a pas présenté d'autres.

Il y a 4 ans (1894) a été atteint d'hémiplégie gauche qui a disparu, sauf un affaiblissement du bras. Les urines sont claires, ne renferment à la date du 6 janvier 1898, ni sucre, ni albumine. L'examen physique de l'appareil génital reste négatif.

E.   12

Le lendemain (7 janvier), on retrouve avec la liqueur de Fehling la réaction très nette du glycose. Les réflexes rotuliens sont normaux.

Le 10 janvier on ne trouve pas de sucre.

Il s'agissait donc d'une glycosurie transitoire ou tout au moins d'un diabète bien atténué et passager.

C'est un exemple de pollakiurie non symptomatique de lésions vésicales d'un faux urinaire glycosurique.

Obs. 82. (Résumée.) — S..., 28 ans, se présente le 21 août 1897 à la consultation de l'hôpital Saint-Louis, parce qu'il éprouve des picottements au bout de la verge aussi bien en dehors de la miction que pendant la miction,

Il n'urine pas plus souvent que la normale, n'a pas de douleurs en urinant. Les urines sont claires et sont normales comme acidité. Appareil urinaire normal. On trouve du sucre dans les urines.

Obs. 83 (1). — M. D..., 52 ans, envoyé par le Dr Gavarret pour des troubles urinaires. Les urines examinées donnent des traces de glycose et un excès d'acide urique. *Envies fréquentes d'uriner*, surtout la nuit, ressemblant en cela à un prostatique. Pesanteur dans le bas-ventre, sensation de trépidation et de « serrement dans la vessie », dit le malade. Quand on lui fait préciser, il montre comme siège de ces trépidations, les bourses. Ces sensations se produisent surtout quand il va en voiture et en chemin de fer. Tous ces troubles datent de six mois environ. Il croit avoir une cystite. Canal libre, prostate normale, pas de calcul, la vessie se vide bien, les artères sont saines. Les réflexes patellaires sont diminués.

(1) Bazy. In *Archives générales de médecine*, 1890, p. 418.

CONCLUSIONS

Elles seront courtes et générales. Nous ne ferions que répéter les conclusions et les résumés que nous avons donnés à la fin de chaque chapitre.

Nous insisterons à nouveau pour le diagnostic différentiel entre le vrai rétrécissement de l'urèthre et les faux rétrécissements (spasme), sur le *signe de Bazy*.

Les névroses vésicales, en particulier l'incontinence d'urine, pourront être soumises à la suggestion indirecte. A ce titre les rayons X nous ont donné des résultats favorables.

Nous pensons qu'on pourra appliquer aux manifestations de l'hystérie ce mode puissant de suggestion.

Dans les névroses rénales, quand il y aura des doutes sérieux entre une névralgie rénale essentielle et un calcul du rein, avant de pratiquer une exploration chirurgicale, on pourra également essayer de ce procédé de suggestion.

En présence d'un faux urinaire d'un certain âge, qui n'aura pas des signes manifestes de névropathie, on devra examiner méthodiquement les urines à la recherche du glucose ou d'un produit analogue. On aura soin de faire varier les conditions d'examen, afin de s'édifier sur l'existence d'une glycosurie transitoire, passagère, ou d'une glycosurie persistante et définitive, révélatrice du diabète.

Les faux urinaires, quelle que soit la symptomatologie de l'appareil urinaire qu'ils revêtent, constituent une forme de la neurasthénie des plus intéressantes et importantes à connaître : la *neurasthénie urinaire*.

———————

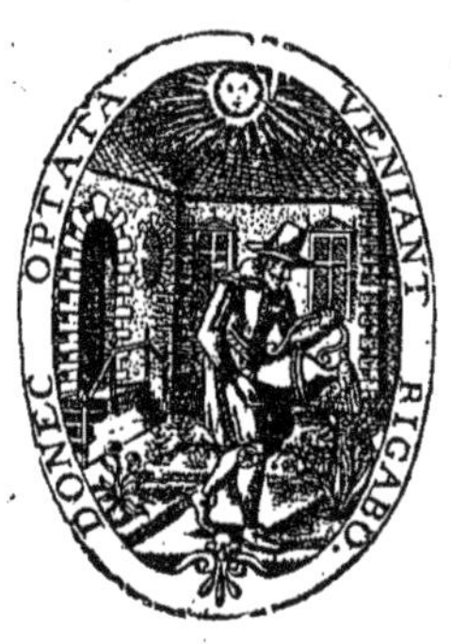

IMPRIMERIE LEMALE ET Cⁱᵉ, HAVRE

www.ingramcontent.com/pod-product-compliance
Ingram Content Group UK Ltd.
Pitfield, Milton Keynes, MK11 3LW, UK
UKHW022342090726
13658UKWH00001B/420